〈写给老百姓的中医养生书系〉

中医养生保健

主审　张伯礼

总主编　于春泉　王泓午

主编　于春泉　王泓午　李先涛

 中国健康传媒集团
中国医药科技出版社

内容提要

本书分为上下两篇。上篇为总论，介绍了中医文化背景下的养生观及养生思想。下篇为各论，主要介绍了中医特色养生方法，如四季节气养生、中医体质养生、运动养生、经络穴位养生、起居养生等内容。本书适合中医爱好者及养生爱好者参考阅读。

图书在版编目（CIP）数据

中医养生保健 / 于春泉，王泓午，李先涛主编 . — 北京：中国医药科技出版社，2018.10

（写给老百姓的中医养生书系）

ISBN 978-7-5214-0326-8

Ⅰ . ①中… Ⅱ . ①于…②王…③李… Ⅲ . ①养生（中医）—普及读物 Ⅳ . ① R212-49

中国版本图书馆 CIP 数据核字（2018）第 114230 号

本书视频音像电子出版物专用书号：

ISBN 978-7-88728-213-2

美术编辑　陈君杞

版式设计　锋尚设计

出版	中国健康传媒集团｜中国医药科技出版社
地址	北京市海淀区文慧园北路甲 22 号
邮编	100082
电话	发行：010-62227427　邮购：010-62236938
网址	www.cmstp.com
规格	710×1000mm　¹/₁₆
印张	13¹/₂
字数	227 千字
版次	2018 年 10 月第 1 版
印次	2023 年 5 月第 5 次印刷
印刷	北京市密东印刷有限公司
经销	全国各地新华书店
书号	ISBN 978-7-5214-0326-8
定价	42.00 元

获取新书信息、投稿、为图书纠错，请扫码联系我们。

丛书编委会

主　审

张伯礼

总主编

于春泉　王泓午

副总主编

（按姓氏笔画排序）

王洪武　李　琳　李先涛　范志霞　周志焕　徐一兰
高　杉　雒明池

编　委

（按姓氏笔画排序）

于春泉　马　英　王　邈　王汕珊　王泓午　王洪武
刘宏艳　李　琳　李先涛　李晓康　宋瑞雯　张大伟
张丽萍　张震之　范志霞　周志焕　单静怡　郝　或
徐一兰　高　杉　高树明　黄海超　曾丽蓉　雒明池
滕晓东

本书编委会

王 序

健康长寿是人们追求的永恒目标，中医药学在科学养生、维护健康、防治疾病中发挥了重要作用。养生作为中医学的重要组成部分，其历史源远流长，为中华民族的健康长寿、繁衍生息做出了卓越的贡献。

2016年8月习近平总书记在全国卫生与健康大会上发表重要讲话，并提出："努力全方位、全周期保障人民健康"；"要倡导健康文明的生活方式，树立大卫生、大健康的观念，把以治病为中心转变为以人民健康为中心，建立健全健康教育体系，提升全民健康素养，推动全民健身和全民健康深度融合"。

2016年10月国务院发布《"健康中国2030"规划纲要》（简称《纲要》），指出"共建共享、全民健康"，是建设健康中国的战略主题。要以人民健康为中心，预防为主，中西医并重，针对生活行为方式、生产生活环境，推动人人参与、人人尽力、人人享有，落实预防为主，推行健康生活方式，减少疾病发生，强化早诊断、早治疗、早康复，实现全民健康。

在《纲要》中专门指出要充分发挥中医药独特优势，发展中医养生保健治未病服务，实施中医治未病健康工程，将中医药优势与健康管理结合，探索融合健康文化、健康管理、健康保险为一体的中医健康保障模式。其中就提出鼓励中医医疗机构、中医医师为中医养生保健机构提供保健咨询和调理等技术支持。开展"中医中药中国行"活动，大力传播中医药知识和易于掌握的养生保健技术方法，加强中医药非物质文化遗产的保护和继承运用，实现中医药健康养生文化创造性转化、创新性发展。

当今健康养生研究方兴未艾，诸说杂陈，良莠不齐，是非难辨。就人民大众而言，如何根据自身特点，选择适宜的养生方法，需要中医学者勤求古训，博采众长，留心医药，精研方术，对养生理论考镜源流，对养生方法辨章学术，正本清源，进行基于科学分析的优选，引导人们提高健康素养，形成自主自律、顺应自然、符合自身特点的健康生活方式，引导健康行为、健康技术的进步。

于春泉研究员、王泓午教授综百家之言，有高尚之志，领导的团队长期从事中医养生保健的理论、实践研究。从"十一五"期间就参与中医亚健康研究、中医健康标准研究，参与了国家"973计划"，形成了中医健康辨识理论体系，并整理、总结了历代中医健康养生理论。2014年出版专著《中国健康养生论通考》。在这个过程中对中医养生的方法如食疗、膏方、药浴、情志、运动等进行了深入研究，目标设定在学术传播与推广应用嘉惠医林。在此期间参与多家电台、电视台的系列中医养生讲座并发表健康养生有力度、有价值的科普类文章。

在前期工作基础上，编写团队遵照厚今薄古、继承创新的原则，编写了这套《写给老百姓的中医养生书系》丛书，《中医养生保健》《中医养生饮食篇》《中医养生膏方篇》《中医养生药浴篇》《中医养生情志篇》《中医养生运动篇》。在《中医养生保健》一书中将中医养生保健的文化源流、中医养生保健的方法临床应用进行了全面系统的讲解。在饮食、膏方、药浴、情志、运动分册中分别对食疗、膏方、药浴、情志、运动的中医定义、文化源流、特色与基本原则等进行详细论述，并广收博采、择其精要地介绍了饮食、膏方、药浴、情志、运动等在各科常见疾病的应用。

本套丛书的编写必将对提高人们的养生保健意识，掌握中医基本的养生方法，促进学科学术与健康产业的发展，造福民众做出新贡献。在书成付梓之际，读之有目识心融，牖其明而启其秘之快哉！爰不辞而为之序。

中央文史研究馆馆员
中国工程院院士　　　王永炎
中国中医科学院名誉院长

2018年9月

张 序

健康长寿是人类的基本诉求。中医学历来注重养生保健，源远流长，融汇了儒、释、道、医各家之主张，本身已构成中国传统文化的一部分。李约瑟博士指出：养生保健文化是中国人独有的。"天人合一""法于阴阳，和于术数"等理念和丰富多样的养生保健方法为中华民族的繁衍生息做出了卓越贡献。

没有全民健康，就没有全面小康。随着人均寿命的延长，老龄化社会的到来，人们对健康服务需求越来越旺盛，迫切需要充分发挥中医学养生保健、治未病的优势。世界卫生组织在报告中指出："医学目的应是发现和发展人的自我健康能力。"医学目的从防病治病转向维护健康，更加契合中医药的特色优势。可以说，中医学虽然古老，但其理念却不落后。中医治未病，符合先进医学发展的理念和方向，也得到了国际社会的广泛认可。

2016年召开的全国卫生与健康大会上，习近平总书记提出："要着力推动中医药振兴发展，坚持中西医并重，推动中医药和西医药相互补充、协调发展，努力实现中医药健康养生文化的创造性转化、创新性发展。"习总书记对中医药发展提出了一系列新思想、新论断和新要求，为我们"继承好、发展好、利用好"中医药伟大宝库指明了方向。

中医药强调整体把握健康状态，注重个体化，突出治未病，干预方式灵活，养生保健作用突出，是我国独具特色的健康服务资源。我常讲：中医养生学是当今世界上最积极、最普惠的预防医学基础。健康中国，人人有责，每个人都要关注自己的健康，做自己健康的第一负责人，关键是养成健康的生活方式和健康的素养。

中医养生保健理念和方法丰富多彩，但还需要加以挖掘，转化提高，推广应用，走进生活。目前养生节目和文章多之又多，但进行系统整理研究者尚少。作为曾主持和参与国家"973计划"课题专业人员，于春泉研究员、王泓午教授重视从传统养生学中汲取精华，曾撰写《中国健康养生论通考》等书，并通过媒体向大众讲授。

　　而今，于春泉研究员、王泓午教授领导的团队几经春秋，精心编写了《写给老百姓的中医养生书系》丛书，包括《中医养生保健》《中医养生饮食篇》《中医养生膏方篇》《中医养生药浴篇》《中医养生情志篇》《中医养生运动篇》。在《中医养生保健》总论中将中医养生保健的文化源流、中医养生保健的方法临床应用进行了全面系统的讲解。《中医养生膏方篇》突出中医膏方养生与四时、体质以及亚健康的密切关系，有助于有针对性地选择膏方进行调理，预防疾病。《中医养生药浴篇》梳理了中医药浴的历史源流，突出中医药浴养生与体质、二十四节气的密切关系，为药浴养生、调治亚健康状态提供参考。《中医养生饮食篇》突出药食同源、药补不如食补的理念，提倡吃出健康。《中医养生运动篇》突出中医养生运动的独到之处，又有机地融入其他养生运动防病的方法，指导通过运动来强身壮体、协调阴阳，达到防病、治病、保健的作用。《中医养生情志篇》在中医学心身一体的整体观指导下，对中医情志养生进行了从古至今系统详实的介绍，让中医情志养生更有理论性和实践性。本套丛书的编写将对提高人们的养生保健意识，传播中医养生基本方法，促进学术进步和健康产业的发展，造福民众发挥重要作用，兼具学术性和实用性。

　　书将付梓，作者邀序，欣然接受。养生保健服务健康，利国利民，乐观其成，也是为"健康中国"建设贡献的"薄礼"吧。习读之，践行之，获益之！谨望人人健康长寿！

中国工程院院士
中国中医科学院院长
天津中医药大学校长

戊戌年初夏于泊静湖畔

前　言

国家中医药管理局、科技部于 2018 年 8 月印发的《关于加强中医药健康服务科技创新的指导意见》中指出，到 2030 年，建立以预防保健、医疗、康复的全生命周期健康服务链为核心的中医药健康服务科技创新体系。要以中医药学为主体，融合现代医学及其他学科的技术方法，不断完善中医药健康服务理论知识，发展中医药健康服务技术与方法，丰富中医药健康服务产品，创新中医药健康服务模式。本套丛书系统总结了中医养生保健、防病治病等理论技术与方法，包括《中医养生保健》《中医养生饮食篇》《中医养生膏方篇》《中医养生药浴篇》《中医养生情志篇》《中医养生运动篇》六册。本套丛书遵循中医生命观、健康观、疾病观和预防治疗观，将中医药特色优势与健康管理、精准医学相结合，进行中医健康状态辨识与干预，充分发挥中医药在疾病防治领域的优势特色，提升了中医治未病的服务能力。

中医养生保健是近年来受到大众关注的热门话题。中医养生，是指通过各种方法颐养生命、增强体质、预防疾病，从而达到延年益寿的一种医事活动，大致包括四季中的生活起居、饮食调养、身体锻炼、精神养护、克服不良习惯、注意生活节制等方方面面。中医养生重在整体性和系统性，目的是提前预防疾病，治未病。

本书以专业人士讲科普为特色，编写内容注重专业性和科普性的有机结合。分为上篇及下篇两个部分，其中上篇为总论，涵盖了健康的定义及内涵、健康状态与亚健康状态的鉴别、中医养生理念及古代与现代代表性养生思想介绍等内容。下篇为各论，主要介绍了中医学常用的养生方法与方剂，并从四季养生、二十四节气养生、体质养生、运动养生、经络穴位养生、起居养生等各方面介绍养生相关内容。

本书特点：

1. 上篇从古至今梳理了古代思想家、医家以及近现代国医大师、名老中医的养生思想与方法，指导读者全面了解中医养生保健的源流与发展。

2. 下篇从四季养生、起居养生、体质养生、运动养生、经络穴位养生、起居养生几个大类系统地介绍养生方法与注意事项，便于读者阅读、学习。

3. 本书以专业人士讲科普为特色，编写内容注重专业性和科普性的有机结合。

本书能够顺利出版，非常感谢石家庄以岭药业股份有限公司和河北以岭医院的大力支持！

编者

2018 年 9 月

目　录

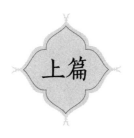 上篇　中医养生保健的文化源流

第一章　中医养生观

第二章 古代经典养生思想推介

第三章 现代各地名中医的养生观与方法

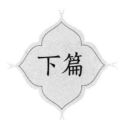

下篇 中医特色养生方法

第七章　中医体质养生

第八章　运动养生

第九章　经络穴位养生

第十章　起居养生

上篇

中医养生保健
的文化源流

第一章
中医养生观

第一节　四维立体健康观

健康观是指人们对健康的看法或观点。古汉语中一般单用康或健，现代人常用的"健康"（health）一词具有强壮、结实、良好和完整等含义。健康是幸福的必要条件，人们始终保持着对健康的高度关注。随着社会历史的变革、科技水平和哲学思想的不断进步，医学界对于健康的认识变得越来越深刻和全面，大众的健康观念也经历了变革。

传统中医从精气神来认识人健康的内在机制，例如早在东汉时期，张仲景就认为："若五脏元真通畅，人即安和。"进入近代社会，伴随着工业革命的发展、生产力的迅速提高以及人体解剖学和生理学等生物科学的形成，人们对健康的探索不断深入。但由于受到科学发展依然欠缺并受到机械唯物论的影响，健康概念忽视了人的社会性和生物的复杂性，仅以为人的健康就像机器正常运转，把人体的正常工作状态看作是健康。19 世纪末时认为疾病是由单一的病原微生物引起，这种健康概念只涵盖了自然因素，却忽视了疾病的多元病因。随着 20 世纪初期医学的进一步发展、心理学的日趋成熟和社会生态学观点的提出，人们逐步认识到疾病病因具有复杂性。值得肯定的是，人们认识到了社会环境对健康的影响，从而使健康的概念延伸到社会因素、心理因素和个人行为领域，逐步形成了综合性协调发展的健康概念。

1948 年，世界卫生组织（WHO）在其宪章中将健康定义为：健康不仅仅是没有疾病和衰弱的状态，而是一种在身体上、精神上和社会上的完美状态。这个定义将人类几千年对疾病、自身和生存环境的认识高度概括起来，具有划时代的意义，是迄今为止应用最普遍的、认可度最高的健康概念。1968 年世界卫生组织进一步明确健康即是"身体精神良好，具有社会幸福感"，更加强调了人的社会属性。1978 年在《阿拉木图宣言》中，联合国世界卫生组织重申：健康不仅是没有疾病或不虚弱，且是身体的、精神的健康和社会适应良好的总称。健康是基本人权，达到尽可能的健康是全世界一项重要的社会性指标。随着社会的发展，人类对健康的认识也在不断深入。在传统的一维健康观中，健康仅仅定义为"无病"状态；二维健康观则是"身体强壮、心理健康"的状态；三维健康观是指"社会适应、心理良好、身体无病"，这种健康观已为人们所普遍接受；而于 1989 年被世界卫生组织提出的"社会适应、心理良好、身体无病、道德良好"的四维健康观，更加全面地阐释了健康的含义，新的健康观越来越深入人心。

"四维立体健康观"是更加完善的健康观念。生理健康是获得全面健康的基础，也是达到健康的最基础目标；心理健康、道德健康是达到真正健康的阶梯，也是获得稳定持久的身体健康的可靠保障；社会适应性健康则是健康的最高境界，既可以帮助人们获得良好的存在状态，又可以为整个社会的和谐健康做出努力。新的健康观能更加全面地反映人与社会间个体与整体的属性，更加符合社会的发展要求和人类的价值追求。

这一认识的转变不是一蹴而就的，新的健康观念有其科学可靠的认知基础。"四维立体健康观"是伴随医学模式由单一的生物医学模式发展到生物-心理-社会医学模式的过渡而完成的。"四维立体健康观"是得到充分完善的健康观念，在得到认识与肯定的过程中，会不断的为人们乃至整个社会的全面健康做出贡献。

观念影响行为，人们对健康观念认识的转变，会促进健康思维的更新，促使健康自测和健康观察意识的持续跟进，最终形成健康行为的转变。在"四维立体健康观"指导下健康行为的转变，会在保持重视生理和心理健康的同时，加强对道德健康和社会适应性健康的认知，有条不紊的调整健康模式，不断促进人们的全面健康，最终实现真正意义上的健康。

一、生理健康

生理健康是健康的基础，主要指人体的组织结构要正常，同时组织结构所具有的功能也要正常，即是组成个体的细胞、组织、器官、系统和整个机体的解剖结构、生理功能等各方面要保持良好的状态。生理健康是人体生理功能上健康状态的总和，是人赖以生存的最基本条件。

生理健康是实现"四维立体健康观"的第一步，是人体保持健康状态的基础环节。生理健康往往是可以自知的，日常生活中的躯体反应是人们判断生理健康的重要途径和必不可少的出发点。是否拥有舒适的躯体、充沛的精力、良好的睡眠、规律的饮食，是否自我感觉舒适，思维敏捷，兴趣浓厚，适应能力强等等，是人们日常生活中必然进行的生理健康自测。处于良好生理健康状态的人们，常常保持了良好的作息，目光有神，身体匀称，反应敏捷，没有躯体的不适感，能够对生活保持积极乐观的态度，乐于承担责任，能够抵抗一般的疾病侵袭。

生理健康的标准不是唯一的。生活在不同地域的人们，因长期处于不同生活环境，有着不同的身体素质，因此生理健康的标准也往往有所差异。中国人的健康标准可分为以下四个方面：①身高适中，躯体匀称，不肥胖，精力旺盛。没有疲劳感。②心态平和，身体康健，对环境和新鲜事物的适应力强。感官灵敏，消化、代谢功能好，心脏有力，血管通畅，神经功能活动反应正常，骨骼肌运动性良好等。③环境健康，营养均衡，抵抗强。④日常运动科学，生活规律，文化素养好。

对于不良的生理健康状态需要加强鉴别意识，防微杜渐。日常生活中，亚健康的信号往往是人们生理健康面临威胁的先驱信号。不易引起重视的症状往往模糊了人们对生理健康的自测，然而，一旦生理健康受到威胁，人们的身体健康则岌岌可危。失眠、乏力、食欲减退、易疲劳、心悸、抵抗力差、情绪激惹、便秘、经常感冒等等，都是最常见的亚健康状态。提高鉴别意识，关注自身生理健康，才能维护人体的正常功能，为身体的全面健康打好根基。

二、心理健康

心理健康是指精神活动正常、心理素质良好的状态。心理健康的基本含义是指心理的各个方面及活动过程处于一种良好或正常的状态。达到心理健康的最理想状态是保持性格完美、智力正常、认知正确、情感适当、意志合理、态度积极、行为恰当、适应良好的状态。

心理健康的标准不如生理健康具体与客观，人们对心理健康的认识既有不同之处但又相通。例如英格里士认为：心理健康是指一种持续的心理情况，当事者在此种情况下能做出良好适应，具有生命的活力，能充分发展其身心的潜能，而不仅是免于心理疾病。麦灵格尔认为：心理健康是指人们对于环境及相互间具有最高效率及快乐的适应情况，不仅是要有效率，也不仅是要能有满足之感，或是能愉快地接受生活的规范，而是需要三者具备。马斯洛认为：心理健康的人要具备下列品质：①对现实具有有效率的知觉。②具有独到见解。③既能悦纳本身，也能悦纳他人。④在环境中能保持独立，欣赏宁静。⑤注意哲学与道德的理论。⑥对于平常事物，甚至每天的例行工作，能经常保持兴趣。⑦能与少数人建立深厚的感情，具有助人为乐的精神。⑧具有民主态度，创造性的观念和幽默感。⑨能经受欢乐与受伤的体验。

达到心理健康，是在生理健康的基础上的更高层次。实现心理健康应围绕心理健康的独特原则，即：①心理与所处的环境相协调。②心理与行为的一致。③人格的稳定性。充分认识心理健康的原则，可围绕心理健康的原则，构建完善的心理心态，这是实现心理健康的重要方式和方法。

心理健康是四维健康观的重要内容，深入了解心理健康的定义对于增强与维护人们的健康意义重大。健康观中，心理健康的内涵可概括为智力正常、情绪健康、意志健全、行为协调、人际关系适应、反应适度、心理特点符合年龄等七个方面。总的来说，心理健康应具备对外在环境（包括家庭环境）及事件的较强适应能力、自控能力、调节能力以及协调、康复、耐受能力。

深入了解心理健康的标准可以帮助人们进行心理健康的自我测评，及时发现自己或他人的异常心理状况，积极改善心理状况，必要时及时就医，以便早期诊断和早期治疗。

三、道德健康

道德健康是指在做人的道德和应有的品质上具有完美状态，是以生理健康和心理健康为基础的，是生理、心理健康最完美的表现和统一。不容置疑，道德健康是包含健康与道德两个方面的含义，道德层面的健全和完善是道德健康的本质要求。道德层面的健康是人们身心健康的重要保障，促使人、社会及自然得到和谐发展，调整个人、集体和国家之间关系的行为规范总和。

道德是调整人与人之间，人与社会之间行为规范的总和。其判断标准为：①最高道德标准：无私利他。毫不利己，专门利人。②基本标准：利己利他。在要求他人健康的同时，也应该要求首先做到自己健康，才能更好地为社会尽职尽责。这是对健康的更高要求。③低标准：单纯的利己主义者。单纯考虑个人的健康，是不完整的健康。④不健康的表现：损人利己。对道德观念的认识有助于自我约束，规避不道德的行为，从而增进道德健康，为人们的全面健康做好充足的准备。

道德健康的作用适用于个体之间、个体与集体之间、个体与国家之间、集体之间、集体与国家之间、国家与国家之间的关系，是处理好这些关系的道德保障。将道德观念纳入的健康范畴，是在促使个人的自我全面健康的同时，促进整个群体、社会乃至国家的整体和谐健康。

四、社会适应性健康

社会适应性的健康是指社会性角色（职业、婚姻、家庭角色）等，或工作学习、娱乐中人际关系适应状态的优良与完美，是健康的高层次要求。社会适应良好不仅要有生理健康、心理健康、道德健康，而且要有较强的社会适应能力、学习能力、工作能力和掌握健康向上的科学文化知识，这是健康最高的要求。

现代社会关系复杂，社会压力巨大，对社会的适应性的能力已经成为人们需要具备的重要素质。具有社会适应性健康的人，应能够以积极的态度面对社会激烈的竞争，掌握所需的知识、技能，承受工作、生活的负担，处理好复杂的社会人际关系，避免上下级或同事间的矛盾与冲突，以及良好的解决所遭遇的生活事件，例如离婚、失业、事业失败等。

人们的现实生活习惯以及行为因素对社会适应性健康的影响显而易见。在日益激烈的社会竞争中，人们的生活节奏越来越快，负荷也日趋加重，生活工作时间的不确定性，导致现代人的生活常常缺乏规律性，日常休息和睡眠质量急剧下降。不良的行为习惯使得个人的社会适应性受到较大的限制，例如长期吸烟、过量饮酒、缺乏必要的身体锻炼、频繁的社交宴会等，都是限制人们社会适应性的重要因素。尤其当人们融入一个崭新的生活或工作环境中，不良的生活习惯和行为因素对人们的社会适应性影响更加明显，社会适应性健康也因此大打折扣。

社会适应性健康是作为社会中的一员，能够在复杂、多变的社会环境中做出灵活的应对，并能乐于其中，是人们在复杂的环境中拥有生理、心理适应性健康的重要保障，是"四维立体健康观"的较高境界。

第二节　中国传统思想指导下的中医健康观

健康是人们追求的一个永恒不变的方向。在医学的理念与技术经历着从无到有、从简到繁的不断完善和丰富的过程，中医健康观也随之在这漫长的岁月中逐步建立并日趋完善。

健康观的萌芽在中国传统思想的土壤中植根，受一方水土的养育，紧随中医学的形成、兴盛和不断发展形成了独具中国特色的中国传统思想指导下的健康观。中国传统思想的哲学观在中华文化中大放异彩，也是植入中医中重要的思想，哲学观对中医健康观的影响是不言而喻的。璀璨的中华文化中，极具中国传统思想特色的《周易》、儒家、道家、法家、墨家等用自己独到的哲学观念为中医学对健康思维的探索画上了一笔绚丽的色彩，为"寿敝天地""颐养天年"的美好愿景奠定了坚实的理论基础。

《周易》是一部中国古代关于研究宇宙万物运动变化发展规律的自然哲学典籍，旨在阐明自然宇宙之理，人生之理，是中国传统文化的一部开山著作。"天地""阴阳"等极富中国传统特色的哲学思想均包含其中。中医健康观在中国传统特色的意识形态中迈进重要的一步，形成了"医易同源"的中医学养生理论思想。

一、天人相应

"天人相应"是《周易》哲学思想精髓之一。"天人相应"的经典哲学思想对中医健康观的影响分为三个层次。

首先，充分认识天地与人的关系。天地是中国传统思想下简称的自然，是人们世世代代生活的物质空间，是不可忽视的客观存在，不可逃脱的外在规律。而人是生活在天地之间的万中之一，是自然界中的一分子。人与自然是相互交织，不可分割的整体，其中自然是人生存的客观环境，而人是自然不可或缺的部分，人与自然间相互影响。"冬三月，此为闭藏。水冰地坼，无扰乎阳。早卧晚起，以待日光"，自古以来自然对人的影响是有目共睹、不可忽视的，中医养生中认识自然与人的关系就显得尤其重要了。《易传·丰卦·象传》曰"天地盈虚，与时消息，而况于人乎"，人同自然中的千万事物一样，遵循着自然本身的规律，只有更好的认识"天地"才能生长与存在的更好。"圣人春夏养阳，秋冬养阴"，《素问·四气调神大论》中即记载了圣贤之人能够认识天地自然变换，深知春夏秋冬的更迭对人体健康的影响，是故能更好得生存于"天地"之间，终其天年度百岁而去。

其次，顺应自然。存于"天地"间的人，禀天地日月之滋养，受四时六气之影响，不可避免地要受自然规律所作用。以顺为养是"天人相应"理论指导下的独具特色的健康观念。"智者之养生也，必顺四时而适寒暑"，可见古代圣贤之人认为好的养生是需要顺应四时的转换，适应寒暑的变化，在养生保健中以顺为先，以顺为贤，这即是后人在《黄帝内经》中对中医学健康观的一个养生观点的总结，"顺四时而适寒暑"。"夫大人者，与天地合其德，与日月合其明，与四时合其序，与鬼神合其吉凶"，《素问·上古天真论》中也强调要与天地、日月、四时、鬼神相和，按照自然规律办事，才能无往不胜。

"天地"变化会直接或间接地影响人体，逆反自然会引起身体生理、心理的改变。"秋三月，此为容平。天气以急，地气以明，早卧早起，与鸡俱兴，使志安宁，以缓秋刑，收敛神气，使秋气平，无外其志，使肺气清，此秋气之应，阳收之道也。逆之则伤肺，冬为飧泄，奉藏者少"，先贤已对自然规律与人的作息相结合，也对逆反自然的现象做了细致的总结，给人们以警示。中国传统思想指导下的健康观，是顺应自然，以达养生目的。"天地"对人深远的影响是毋庸置疑的，而顺应天地对个人健康的重要性也毋庸赘述。

再次，"提挈天地，把握阴阳"。在经典哲学思想指导下的先贤们，不仅要认识置身其中的"天地"，顺应"天地"的变化，还要做到灵活运用"天地"的规律，以使人得到更好的生存和发展。"春季食补养肝为先"，"肝者，将军之官"，先贤认识到春季生发与肝脏主升的关系，为健康观做出了宝贵的指导意见。又如，现代观点"蝴蝶效应"，指大洋彼岸的一只蝴蝶震动翅膀，可带来地球另一边的风暴，这种观点曾一时间引起人们的关注和认可。殊不知，三国时期的诸葛孔明在借东风时的天台舞剑，已然是"提挈天地，把握阴阳"。很多时候，古代先贤已经在把握天地变化的同时，灵活的运用规律了。

二、治未病

居安思危是中国传统思想指导下的又一思想结晶，是先贤处事中的明哲智慧。《易传·系辞·传下》曰："君子安而不忘危，存而不忘亡，治而不忘乱，中以身安而国家可保也。""亢之为言也，知进而不知退，知存而不知亡，知得而不知丧，其唯圣人乎"，对于居安思危的思考与探索可窥见一斑。这种居安思危、防患于未然的思想起源于对自身、家国的安危存亡意识，后在中医学中得到长足的实践和运用，成为健身防病的健康观。

健康的观念有了新的含义，健康已不仅仅是简单的躯体健全，疾病未形成，而未曾引起疾病的潜在因素进入了古代圣贤医者的视野中。战国时期，齐国秦越人扁鹊在回答文王之问"孰最善为医"时说道"长兄最善，中兄次之，扁鹊最为下""长兄於病视神，未有形而除之……中兄治病，其在毫……若扁鹊者，镵血脉，投毒药，副肌肤"，在扁鹊长兄的眼中，病虽未成形而健康已经受到了威胁。"夫谁无疾眚，能者早除之"，可见先人在评价医术高明与否时，能否有治未病的思想是非常有分量的考察条件。这种忧思于事前、避祸防患的思想对中医学形成具有预见性健康观的深远影响不问可知。正所谓"思则有备，有备无患"，扁鹊对齐桓公望色诊病言到"君有疾在腠理，不治恐深""君有疾在血脉，不治恐深"，具有预见性的健康观是"为之于未有，治之于未乱"的实践运用。《淮南子》言"治无病之病"，强调"良医者，常治无病之病，故无病。胜任者，常治无患之患，故无患也"。此类芸芸，皆是"治未病"思想在中医健康观中的鲜活体现。

"是故圣人不治已病治未病，不治已乱治未乱"，非健康而又非疾病的过渡状态在中医学健康观中是病态的，"夫病已成而后药之，乱已成而后治之，譬犹渴而穿井，斗而铸锥，不亦晚乎"，明确指出了"治未病"思想的养生保健意义，成为中国传统思想指导下中医健康观的又一巨擘。

三、中和平衡

中和平衡的思想在《周易》中颇为多见，初是在命学八字中用来判断格局和岁运事项，着重强调命局与大运都以"中和为贵"，这犹如李世民"水能载舟亦能覆舟"的君民理论。"是以中和为命贵，旺象为福"，在《周易》中和平衡的理论影响下，中医学健康观念受到了新的启发，在何为"命贵"的进一步思考过程中，中国传统思想指导下的中医学健康观得到了再一次补充和完善。

中和平衡是颐养天年的基础，强调"中和"健康观的帷幕自此拉开。"是以五行不可偏枯，务禀中和之气"，中医学对"中和平衡"的思想深谙其旨，数以千万的中医学者对其在漫漫历史长河中进行着反复地实践、考证和应用。"金赖土生，土多金埋"，"木能克土，土重木折"，"金水相生"，五行生克的"中和"关系在中医学中逐渐明朗，健康的界定也更加具体，由此带来的疾病诊治以及养生保健如"虚则补其母，实则泻其子""培土生金"等方法各展所长，在临床疾病诊治和养生保健中取得了良好的疗效。

建立在中和平衡思想上的中医健康观，又进一步指出"恬淡虚无，真气从之，精神内守，病安从来"的"中和"健康。《素问·上古天真论》言上古之人之所以度百岁而去，是因为上古之人"各从其欲，皆得所愿"，注重内心平和"美其食，任其服，乐其俗，高下不相慕""嗜欲不能劳其目，淫邪不能惑其心，愚智贤不肖不惧于物"。自得其所，内心了无波澜是一种极致的健康状态。

西汉董仲舒认为"欲恶度礼，动静顺性，喜怒正于中，忧惧反之正"。中和是治国与养生的根本原则，是一种居中而不偏，兼容两端的生活态度。在中和思想约束下的人，宁静恬淡，从而创造出一种人与人、人与物相互统一的和谐气氛。董仲舒说："能以中和养其身者，其寿极命"，可见中和状态的存在对人的养生长寿十分重要。

这种在精神上的恬淡内守，宁静淡泊，在躯体上的调顺和谐是中医养生保健所追求的最佳状态，也是健康的最理想境界。

四、阴平阳秘

"生之本，本于阴阳"，人禀天地之气而生，本于阴阳。《周易》八卦将乾宫定为纯阳之宫，坤宫定为纯阴之宫，乾道成男，坤道成女，阴阳交媾，故有人形。"人生有形，不离阴阳"，阴阳的存在状态决定了人体的存在状态。"阴平阳秘"则是阴阳存在的最佳状态，是从人体整体的稳态而言健康，是故中医学的健康观将之视为瑰宝。

"天为阳，地为阴；日为阳，月为阴"，阴阳呈现于人们眼前的多是对立统一的蕴意，而阴阳之间的关系不仅仅局限于此，包括：对立统一、互根互用、相互转化、相互消长。"阴"构成了人体的物质性存在，是构成躯体四肢、五脏六腑、血脉筋骨的本源，"阳"则是身体功能发挥的推动力，保障人体功能运动的正常进行，阴阳之间又存在着永恒的相互作用。《内经》中"阴平阳秘"所概括的身体健康的最佳状态便是从阴阳关系的整体出发。中国传统思想指导下的中医学健康观不仅看到了阴阳的简单存在，而且关注了阴阳间的相互作用与人体健康间的关系，"阴平""阳秘"是中医学健康观追求的人体常态。"阴平"指阴不可盛，以平为度；"阳秘"指阳不患多，以秘为要。

《内经》曰："谨察阴阳之所在而调之，以平为期。"理想阴阳间的相互关系可以简单概括为"平"，"平"不是物理上的平衡关系，而是处于动态平衡中的内在稳定。《素问·阴阳应象大论》讲到"阴静阳燥，阴生阳长，阳杀阴藏"，阴阳间存在着密切的相互作用和相互转化，健康的状态必然是容纳阴阳的本性特点。阴阳离决、阴阳失调则是病理状态的阴阳表现。"善摄生者，胡可不审夫阴平阳秘之道欤"，张仲景言"阴阳自和必自愈"，其最终目的都是达到阴阳自和、阴平阳秘，这也是养生保健的最终目的。

"阴阳者，天地之道也，万物之纲纪，变化之父母，生杀之本始，神明之府也，治病必求于本""善诊者，察色按脉，先辨阴阳"，中医学的疾病诊治向来重视辨别阴阳，将之视为治病所求之本。"凡诊病施治，必须先审阴阳，乃为医道之纲领，阴阳无谬，治焉有差？医道虽繁，而可以一言蔽之者，曰阴阳而已"，《景岳全书》中的疾病诊治非常重视观察患者身体之阴阳，通过调整阴阳达到治愈疾病的目的。

正所谓"阴平阳秘，精神乃治；阴阳离决，精神乃绝"，阴平阳秘在中医学健康观中占有不容忽视的地位。中医养生将人体的阴阳和调确立为延年益寿、养生保健的总则，是《周易》中和思想的具体应用。阴阳调和，阴平阳秘才是健康的常态。正如《素问·生气通天论》所言"凡阴阳之要，阳密乃固，两者不和，若春无秋，若冬无夏，因而和之，是谓圣度，故阳强不能密，阴气乃绝，阴平阳秘，精神乃治。"即阴阳和合是身体调和健康不发生疾患的关键。中医学将维持阴阳的平衡协调作为维护身体健康的养生保健和疾病诊疗方式。

第三节 亚健康

当今社会经济发展迅速和社会竞争愈发激烈，人们生活节奏加快，工作压力、生活压力也愈发明显，陷入"亚健康状态"的人数逐年增加。世界卫生组织将机体无器质性病变，但是有一些功能改变的状态称为"第三状态（The Third-Status）"，在我国称为"亚健康状态"。亚健康即指非病非健康状态，这是一种次等健康状态，是介于健康与疾病之间的状态，故又有"第三状态""次健康""中间状态""游离（移）状态""灰色状态"等名称。

亚健康一词首次出现在二十世纪八十年代中期，苏联学者布赫曼教授研究发现，人体除了健康和疾病状态外，还存在着一种非健康非疾病的中间状态，即亚健康状态。这一发现被后来的许多学者研究证实。在 2002 年的中国国际亚健康学术成果研讨会上有学者指出：我国目前有 70% 的人处于亚健康状态，15% 的人处于疾病状态，只有 15% 的人处于健康状态，亚健康的比例呈上升趋势。有学者研究表明，西医中慢性疲劳综合征的前期即属于亚健康范畴，通过自我调节可痊愈；而后期治疗或调理不当后可演化为慢性疲劳综合征或其他疾病。由此可见，亚健康与其他疾病有所区别但关系密切。

一、关于亚健康的相关调查

亚健康是人们在身心情感方面处于健康与疾病之间的健康低质量状态及其体验。亚健康可向健康状态转化，也可向疾病状态转化，情况是不断变化的。WHO 的一项全球性调查显示，真正健康的人仅占 5%，患有疾病的人占 20%，而 75% 的人处于健康和疾病之间的过渡状态，即"第三状态"。在我们的身边，处于"第三状态"的人随处可见，例如工作中不停打瞌睡的公司员工，经常熬夜学习白日却无精打采的学生等等。亚健康状态是介于健康与疾病之间的过渡状态，因其缺乏明确的临床症状而常常被人们忽视。然而，"亚健康"所带来的不良身体状态却不容小觑，社会对"亚健康"的关注度不断提高。

2002 年 4 月 8 日"二十一世纪中国亚健康市场学术成果研讨会"发布的资料显示，经济较发达地区处于亚健康状态的人口在总人口中所占比例明显高于其他地区，其中北京为 75.31%，上海为 97.49%，广东为 73.41%。这种差异的产生主要是由于经济较发达的省市生活节奏较快，休息时间欠缺，人们长期处于竞争激烈、超负荷运转的强压紧张状态中而导致的。

根据一项调查显示，亚健康的大多数人为 20 ~ 40 岁的青壮年，其中又以白领、知识分子为主。"白领阶层"是亚健康的主要人群，而企业管理者中有 85% 以上的人处于亚健康状态。我国知识分子的亚健康状况也令人担忧，成为亚健康状态的高发人群。在北京中关村，知识分子的人均寿命只有 53.4 岁，比该地区的平均寿命低 20 岁左右。还有调查显示，30 ~ 40 岁是高校教师的亚健康危险年龄段。

青少年群体由于身体上具有优势，处于亚健康状态的比例一般不高，但大学生群体出现的亚健康问题较为堪忧。有学者采用问卷调查的形式对高校学生的亚健康状态进行研究，结果发现有 60% 以上的大学生处于亚健康状态，主要表现为注意力、免疫力、学习效率下降、易疲劳和消化系统等方面的心理和躯体症状，并且发生频率与性别、专业、年级、是否为独生子女等有关。这都表明大学生群体中的亚健康状态是一个比较普遍而不容忽视的重要健康问题。

到目前为止，医学界对亚健康的具体表现还没有确切的表述，诊断标准依然模糊，亚健康人群的特征具有多样性、复杂性和不确定性。总的来看，处于亚健康状态的患者年龄多在 18 ~ 45 岁，其中城市白领占多数。处于此年龄段的人因为面临高考升学、商务应酬、企业经营、人际交往、职位竞争等繁多的社会活动，长期处于紧张的环境中，一旦不能进行适当的自我调适和自我保护，就容易陷入亚健康状态。

二、亚健康的症状表现

亚健康状态是在不断变化发展的，即可向健康状态转化，也可向疾病状态转化。亚健康以其涉及面广，患病群体庞大，缺乏特异性，具有多变性而著称，其临床症状多种多样。本书从普通群体和具有特定工作的特殊群体两个方面进行论述。

（一）普通人群的亚健康症状

普通人群工作强度大，工作时间长，休息时间节律性差，生活上赡养老人、养育子女的经济压力较大，反映到身体健康上则出现普通人群倾向性症状的亚健康状态。有研究结果显示，怕冷、怕热、疲劳、神疲、早醒为核心的症状；目涩、眼胀痛、健忘、咽干、易怒、困倦、入睡难、自汗、头昏、思睡、身痛为亚健康的常见症状。症状学研究结果提示睡眠不好、疲劳、咽干、眼睛酸胀、疼痛、心中空虚是与亚健康关系较大的症状。

也有研究表明，普通人群健康临床常见表现有：疲倦乏力、失眠、咽干、大便异常、腹胀、纳差、健忘、腰背酸痛、手脚发凉、眼涩、眼胀、头痛、头晕、耳鸣、手脚心热、夜尿频数、脱发、性欲减退、胸闷、气短、心慌、易汗出、易感冒、精神不振、情绪低落、急躁易怒、精神空虚、时常叹气、反应迟钝、工作效率低下、人际关系紧张、苦闷等。

（二）特殊群体的亚健康症状描述

特定人群的研究划分主要包括大学生、高校教师、军人、老年人、医务人员、机关干部、企业人员等，众多研究分析显示，由于人群所处的工作或学习背景不同、经历的生活事件不同，使得不同人群的亚健康表现存在一定的差异。

大学生是一个庞大的年轻群体,以青年人居多,其中亚健康状态主要表现为:疲倦、精神空虚、思睡、注意力不集中、急躁易怒、偏执、免疫力差、学习效率低等。高校教师则主要表现为:对周围事物缺乏兴趣、多梦、难以入睡、休息不好、记忆力减退、焦虑等。医务人员表现为:疲劳、头昏沉、眼睛干涩或酸胀、性生活满意度低、睡眠欠佳、腰背酸痛、烦躁易怒、精神不集中、压抑、焦虑等。企业人员表现为:疲倦乏力、情绪低落、头痛、头晕、容易感冒、时常叹气、腰背酸痛、失眠多梦、记忆力差、急躁易怒、食欲不振、注意力差、工作效率低下、情绪不稳、脱发、心慌、精神不振、腿膝酸软、咽干等症状。

三、亚健康的分型

有学者根据亚健康的常见症状对亚健康分成了几个亚型,例如心理性亚健康、疲劳性亚健康、睡眠性亚健康、胃肠性亚健康、体质性亚健康、疼痛性亚健康和其他性亚健康等。

四、亚健康的病因

处于"健康"与"疾病"状态间的亚健康,不仅表现身体不适,而且在心理上也有极大的不良表现,这恰恰提示了亚健康的形成原因不仅包含个人的生活起居的影响,还受个人所处的社会环境、经济文化环境的不同影响。现在的医学研究普遍认为,亚健康的发生可能与个人的生理状况、心理状况、职业情况、居住环境、社会环境及不良生活和工作方式等多种因素有关,从而导致机体的神经 – 内分泌 – 免疫网络系统整体协调失衡、功能紊乱。导致亚健康的因素可以概括为以下几个方面。

(一)心理与社会因素

研究表明,高校教师工作压力方面的原因造成亚健康的危险程度较高,如工作不愉快、工作开展不顺利、工作能力不被认可、感到生活没意思、遇到不愉快的事情会长时间不开心、对生活现状不满意等。某些特定的个性特征可能成为疾病发生的重要危险因素。有专家认为,导致亚健康状态的根源在于心理因素,包括人格缺陷、性格怪僻等,导致身心状况欠佳,出现心理应激、情绪激惹、行为异常等表现。

现代社会竞争激烈，工作、学习及生活压力大，人际关系较复杂。突发丧失亲人、法律纠纷等生活变故，人与人之间情感交流减少等因素都可使人们产生各种负面情绪，是导致亚健康的重要危险因素。

（二）生活习惯及行为因素

据 WHO 的报告，全球人类死因中因不良生活方式所引起的疾病占 60%，其中发达国家高达 70% ~ 80%，发展中国家也达到了 50% ~ 60%。处于 21 世纪，人们面临着激烈的社会竞争和巨大的生活压力，择业艰难、工作繁重、生活节奏快、生活规律性差，躯体长期的超负荷运作导致了人体负担加重。此外，长期吸烟、酗酒、长期加班、缺乏运动等不良的生活方式；熬夜游戏、通宵唱歌、长时间低头玩手机等不良的娱乐方式，都是导致"第三状态"的原因。

（三）饮食结构因素

随着物质生活条件的提高，人们的物质需求得到了极大地满足，在饮食中对高热量、高脂肪类食物的摄入逐渐增多。不加控制的不良饮食结构导致肥胖、高脂血症、脂肪肝患者越来越多，患病年龄大大提前。其中肥胖成为严重威胁人类健康的杀手，可导致各类疾病，如心脏病、高血压、糖尿病等。

（四）人际关系因素

社会生活的日益复杂化，人与人之间的关系也在发生着微妙的变化。不良的人际关系，如内心交流减少，交往趋于表面化，感情日益淡漠等都是导致亚健康的因素。缺乏亲密的社会关系与真挚的人际交流，使人们产生淡漠、虚假、无聊、无助、烦恼的心理感受。大量证据表明，缺乏社会支持是导致心理和躯体障碍的一个重要原因。

（五）环境因素

随着资源过度开采、城市的高速发展以及气候的改变，破坏了自然生态，各种污染日益严重，如大气污染、汽车尾气污染、水污染、食物污染、噪声干扰等，对人体各个系统的功能都产生不良的影响。长期处于这种环境，人体阴阳平衡遭到破坏，导致各种疾病发生。有学者通过研究指出，地理环境因素是影响亚健康状态的重要因素之一，地理环境不同，人的亚健康状态也有差异，从而可发展为不同的地方性疾病。不得不面对住房紧张、交通拥挤、环境污染等问题的人群，处于亚健康状态的机率明显提高。

五、亚健康的诊断标准与干预措施

中华中医药学会亚健康分会于 2006 年颁布了《亚健康中医临床指南》，确定了亚健康的范畴及临床表现，目前亚健康研究中使用的诊断标准多以此为依据。《亚健康中医临床指南》为亚健康的诊断标准确立了指导思想，但目前尚没有真正意义上的亚健康诊断标准。一个广泛普遍适应性的评定标准、一个完善的亚健康评估系统还有待建立。

由于亚健康的症状繁多，病因难以准确的判断，现代医学工作者在对亚健康的干预措施也存在较多的疑虑，临床干预基本分为病因学干预和对症干预，也有少数学者尝试了音乐疗法、行为干预、心理治疗、推拿疗法及医疗体操等方法治疗亚健康，取得了较好的疗效。

总的来说，自我保健措施和自身免疫力水平在身体状况转化方面具有决定性作用。向疾病状态转化是亚健康状态的自发过程，而向健康状态转化则需要采取主动的防范措施，如加强自我保健、合理调整膳食结构等。亚健康的防治干预措施仍在探索性阶段，对躯体、心理和社会多方面的综合干预不容忽视。

与西医学相比，在数千年的医学积淀中，传统医学工作者对亚健康的诊治形成了世界范围内超前的理解和诊治理念。春秋时期的医学著作《黄帝内经》提出"上工不治已病治未病"，该思想包括"治其未生，治其未成，治其未发，治其未传"即对人体健康阶段、亚健康阶段以及疾病阶段的身心不适的调整。"治其未成，治其未发"，在亚健康阶段及时干预治疗，避免了疾病的发生。

亚健康对人们的生活、学习和工作都带来众多不良影响，由此可见亚健康本身就是需要解决的问题。

第四节　中医学对亚健康的认识

亚健康是一种人体功能失调非健康非疾病的"第三状态"，现已受到社会各界的广泛重视。然而，西医学的诊断仍然缺乏统一的、系统的、规范的诊断标准，多因亚健康的疾病诊断依据不能确定，临床诊断常以"无病"结束。因此，亚健康在现代医学的诊疗中，虽经详细体格检查和严格仪器检验却没有阳性结果发现，或检查结果不能满足西医对疾病的诊断标准，医师欲助而无据，身体的不适被定义为"无病"而继续存在，就诊者很难以得到诊治帮助，生活质量并没有得到改善。

"良医者，常治无病之病"，中医学对亚健康的认识由来已久，"无病之病"者在医者眼中已经是病人了。在历经千年的治疗实践中，中医工作者总结出了亚健康的致病原因、有效的诊断方式、全面的证候诊断和基本的治疗原则。

一、亚健康的中医学致病原因

（一）先天不足，后天过用

《素问·上古天真论》中，岐伯答黄帝之问："女子七岁肾气盛，齿更发长。二七天癸至，任脉通，太冲脉盛……七七任脉虚，太冲脉衰少，天癸竭，地道不通。"人的生长发育衰老都有自己的规律和进程，这个规律和进程一旦打破必然带来不良身体反应。例如患者先天气血虚弱，后天常久坐、久视等，则可引起进一步的气血亏虚，出现身体乏力、头目晕眩、失眠健忘等。

（二）饮食不节，脾胃损伤

脾胃乃是后天之本，气血生化之源，《内经》言："饮食自倍，肠胃乃伤。"常暴饮暴食、过食生冷、饥饱失常或整日劳倦过度、忧思日久，或大病、久病之后，元气未复，失于固护调养，皆可削弱患者脾气，导致脾气虚弱，运化乏源，引起怕冷、虚弱无力、食欲减退、大便溏薄、消瘦等气血不足的亚健康症状。"脾居中央而灌四傍""饮入于胃，而精气先输脾归肺，上行春夏之令，以滋养周身"，脾胃在营养人体、维持人体正常营养需求上的作用非常重要，脾胃的损伤无疑阻碍了人体的正常生理功能，即形成亚健康。

（三）情志内伤，肝气郁滞

肝脏主导人体气机的疏泄，气机的畅通调达是健康的基础。在中医学看来，情志内伤是导致肝气郁滞的关键因素，是引起亚健康的重要原因。现实生活中，不乏因感情、事业、生活不顺而引起的情志问题，情志内伤可以引起肝、心、脾、肺、肾五脏的不同表现，其中以肝气郁滞最为多见。肝气郁滞引起人体气机失调，升降失司，气血运行不畅，导致气血郁滞，或者气血的不足，表现在亚健康患者的身上就会出现两目昏眩、两胁胀痛、性情激惹等不良表现。

气是构成人体和维持人体生命活动的最基本物质，属于人体精气的范畴。《素问·五脏别论》说："所谓五脏者，藏精气而不泻也"，五脏气虚是脏腑功能衰退的根源。气虚是指由于人体的元气不足而引起的一系列病理症状，例如出现面色苍白、呼吸短促、四肢乏力、头晕、动则汗出、语声低微等。气郁是指气机的郁滞，可以由气虚发展而来，临床上常表现为胸满胁痛、噫气腹胀等。气虚与气郁是形成亚健康的基础。

二、中医学对亚健康的诊断方式

早在《周礼》便有"以五气、五声、五色，视其死生"的记载。中医学的诊断方式独具特色，以望、闻、问、切"四诊"以及舌诊为主，对患者的症状、体征、病史予以采集，在中医学诊断中具有重要的意义。

（一）问诊

问诊，可以详细的了解患者的各方面信息，在四诊中占据重要的地位。《素问·征四失论》言："诊病不闻其始，忧患饮食之失节，起居之过度，或伤于毒，不先言此，卒持寸口，何病能中。"就是说，医者在诊病时务必重视问诊，了解患者的饮食起居等全面信息，不遗漏患病因素，为做出正确诊断做准备。

问诊乃是"诊病之要领，临病之首务"。如了解亚健康人群的睡眠时间、环境、质量，常会发现该类患者作息规律差，睡眠质量低。长期的睡眠不规律，夜间处于嘈杂的环境中，内心处于激动、兴奋状态，这些问诊信息为医者提供了重要信息，为亚健康的改善提供依据。再如，问饮食与口味，询问患者的口渴与否、食欲如何、口中味道等，这些主观感受患者可自身感知，而现代医学检查手段难以确诊的症状往往具有重要的提示意义，也为中医的辨证处方提供依据。

（二）望诊

望诊被誉为"中医诊断学之首"，《医门法律》中讲到："凡诊病不知察色之要，如舟子不识风汛。"历代医家都尤为重视望诊，也将其作为诊断的必要过程。

望诊包括整体望诊和局部望诊，医者通过病人的精神、色泽、形体、姿态、五官躯体等整体和局部表现，对其做出初步的诊断。《灵枢·本脏》说："视其外应，以知其内脏，则知所病矣。"望诊对中医学的诊断意义非常重要。

舌诊作为望诊独具特色的部分，在望诊中扮演着重要角色。患者舌体的外貌、舌质的色泽、舌苔的状况，也使医者对亚健康患者的气血阴阳状况做出了初步判断。

（三）脉诊

脉诊历史悠久，著作众多，《内经》记载了"三部九候"脉法；《难经》弘扬"独取寸口"候脉言病。东汉张仲景确立了"平脉辨证"的原则；西晋王叔和著《脉经》，确立了 24 种脉象，是现在最早的脉学专著；李时珍《濒湖脉学》载 27 种脉象等。脉诊是一种理论性极强，操作极为细致的诊病方法，现在的中医工作者以"独取寸口"脉法居多。

脉象反映了全身的脏腑功能、气血、阴阳的综合信息，为器质上未病而又身体存在不适的亚健康患者提供诊断信息，为亚健康的治疗提供了方向。古人将正常的脉象总结为"有胃""有神""有根"，即脉象来去从容，节律一致，柔和有力，沉取不绝。相比之下，亚健康人群的脉象多种多样，浮、沉、滑、涩、虚、实等均有出现。

三、全面的证候诊断

中医学对亚健康的疾病分类较为清晰。中华中医药学会按照人群自身的体质特点划分为：平和质、气虚质、阳虚质、阴虚质、特禀质、血瘀质、痰湿质、湿热质和气郁质。这种按照体质特点的划分，使得不同的亚健康症状相关联，为亚健康的诊断和治疗提供了思路。

亚健康人群中，主要症状表现为躯体亚健康的患者，体质与阳虚质、阴虚质、气虚质密切相关。"阴平阳秘，精神乃治。"阴阳平衡是健康的根本，躯体的亚健康，多由阴阳失衡引起，是产生躯体不适的根本病机，因此体质表现以阳虚质与阴虚质为主。例如以便秘为主要表现的亚健康与阴虚质相关，患者可同时出现口干、口臭，或头晕等不适。

主要症状表现为心理及精神不适的亚健康的患者，体质与气虚质、瘀血质相关，其中以失眠为主要表现的亚健康与阳虚质相关，焦虑、抑郁与气郁质相关。例如失眠，中医理论认为不寐的原因有多种，但总体是阴阳不交所致，睡眠是阳入于阴的过程，阳需潜藏于阴中，人体保持沉静、平和、抑制状态，而阳虚不入于阴则出现兴奋、躁动、亢进等表现，故而失眠，所以失眠多以阳虚质为主。

也有中医学者将亚健康的病症根据临床证候具体划分的，例如划分为：肝气郁结证、肝郁脾虚证、心脾两虚证、肝肾阴虚证、肺脾气虚证、脾虚湿阻证、肝郁化火证、痰热内扰证等，为亚健康的治疗明确了方向。

四、基本的治疗原则

《灵枢·本神》："意之所存谓之志，因志而存变谓之思，因思而远慕谓之虑，因虑而处物谓之智"，亚健康的治疗应是多思多虑多智的。《素问·举痛论》："百病生于气也，怒则气上，喜则气缓，悲则气消，恐则气下，寒则气收，炅则气泄，惊则气乱，劳则气耗，思则气结。"亚健康的产生多与气机紊乱关系密切。不同人群中亚健康人数分布存在差异，气郁质是导致亚健康的重要危险因素，在整体观念辨证诊治中宜始终注意调整气机以提高疗效。

（一）健康状态——精神内守，保养精气

《素问·上古天真论》："法于阴阳，和于术数，饮食有节，起居有常，不妄作劳，虚邪贼风，避之有时。恬惔虚无，真气从之，精神内守，病安从来。"健康人的养生宜调和阴阳，积精全神，保养精气，顺应天时，情志恬淡，有节制，不妄为，远离各种致病因素。此阶段以预防亚健康为主，"思则有备，有备无患"，未病养生，可防患于未然。

（二）欲病阶段——及早调理，未病先防

如中风病虽起病急骤，病情较重，但患者在病前常有头晕、头痛、肢体麻木、

力弱等前驱症状；肺系疾病在发病前常有鼻痒，鼻腔呼吸道干涩、胸闷等不适；小儿惊厥前常出现手脚发凉、躯体发烫、大便干结等等，这些前驱状态即是亚健康的表现。对于欲病阶段的患者，应当给予足够的重视，积极进行药物或其他形式的治疗，在发病前祛除亚健康症状，防止病发。

（三）患病阶段——既病早治，防止传变

《素问·阴阳应象大论》言："故邪风之至，疾如风雨，故善治者治皮毛，其次治肌肤，其次治筋脉，其次治六腑，其次治五脏。治五脏者，半死半生也。"病邪侵入人体的过程是由表及里，由浅到深的，如不能及时治疗或失治误治，将会导致病邪不除，步步深入，由浅及深，病情也越来越复杂，造成临床上的治疗困难。

疾病往往是局部发病、一个或几个脏腑同时发病，此时的治疗不应仅是"头痛医头，脚痛医脚"，还应预见疾病的发展趋势，防止传变他病，保护未殃之地。"见肝之病，则知肝当传之于脾，故先实其脾气，无令得受肝之邪"，见到患者肝脏患病，应在诊治中外加保护脾脏，以防肝木克脾土，实脾以防传变。在亚健康的诊治中，也包含着这个道理，如出现肝气郁结者，应在诊治中加强对脾脏的固护，以防出现肝郁乘脾的两脏同病。

（四）病愈阶段——谨慎调养，防病复发

处于病愈阶段的患者，可因饮食、起居、情致问题而又复发或产生后遗症。病愈阶段的患者身体仍较虚弱，正气不足以抵御外邪，此阶段的调护显得尤为重要。《黄帝内经》即有"食复""劳复"的记载，指在病愈阶段"过食""过劳"可以导致热复。

第二章
古代经典养生思想推介

第一节 《黄帝内经》的养生思想

《黄帝内经》是我国现存医学文献中最早的一部典籍，它不仅是一部伟大的医学巨著，同时也是一部经典的养生学著作。因为它全面地反映了秦汉以前的养生学成就，对于中医养生学的有关理论、原则和方法，进行了比较全面而系统的论述。如《素问·上古天真论》即论述了人的寿命长短，不在于"时世之异"，而在于个人是否善于养生，并把养生的典范分为四个档次：上古真人、中古至人、后世的圣人和贤人，并详尽论述了养生以祛病延年的重要意义。再如《灵枢·本神》："故智者之养生也，必顺四时而适寒暑，和喜怒而安居处，节阴阳而调刚柔，如是则僻邪不至，长生久视。"这些精辟论述既是中医学的重要组成部分，又对人类进一步探求健康长寿起到了指导作用。

历代医家关于《黄帝内经》养生思想的探讨较为深入，主要集中在"人与天地相参也，与日月相应也"的天人相应养生思想；"恬淡虚无、精神内守"的精神养生思想；"饮食有节""谨和五味"的饮食养生思想；"和于术数""形劳而不倦"的运动养生思想；"治未病"的预防养生思想。下面简要述之。

一、"人与天地相参也，与日月相应也"

《灵枢·岁露论》云："人与天地相参也，与日月相应也。"自然界和人的生命活动都有一定的规律，"天人相应"思想对于养生的最大启示就是要求人们养成有规律的生活习惯，这个习惯必须与自然界相顺应。

春夏秋冬四季是自然界四时气候变化的征象，又是阴阳升降、寒暑更迭的标志，对自然界万物的影响尤其重要，正如《易经·系辞》中云："变通莫大乎四时"。自然界四时气候的变化具有一定的规律性，一年四季的气候特点是春温春生，夏热夏长，秋凉秋收，冬寒冬藏，但是它们又是一个不可分割的整体，是一个连续变化的过程，正因为有了寒热温凉、生长收藏的消长进退变化，才有了生命的正常发育和成长。《黄帝内经》十分重视四时变化对人体的影响，认为春夏秋冬四季更替、寒暑变化是自然界阴阳此消彼长的运动过程所致，人体脏腑的生理活动和病理变化，不可避免地要受到自然界四时寒暑阴阳消长的影响，在正常生理状况下，人与自然界季节变化具有同步的相应性变化，人体生理功能随着天地四时之气的运动变化而进行自稳调节。

《素问·异法方宜论》也对长期生活在不同地域的我国古代广大人民群众的体质状况作了明确分析，指出其差异是"地势使然也"。在北方多见身材高大之人，南方则反之；北方人较为耐寒，南方则较为耐热等特点，均说明了不同的自然地理环境对人体质差别的影响。如能够充分领会《黄帝内经》四时养生之宗旨"天人相应"，就能够辨证地应用该原则指导养生保健的实践活动。

二、"恬淡虚无""精神内守"

《黄帝内经》记载："恬淡虚无，真气从之，精神内守，病安从来。"这一理论对指导我们养生保健具有重要意义。恬淡，安静之义；虚无，心无杂念。恬淡虚无，即思想安闲清净、没有忧思杂念。精神内守，指日常生活中精神守持于内而不外耗。因此，这两句话的意思是说保持思想安闲清净、排除不良情绪，真气就会顺畅、调和，精神也会守持于内。如此，疾病便无从发生。《黄帝内经·素问》第一篇"上古天真论"中岐伯说："……今时之人，以酒为浆，以妄为常，醉以入房，以欲竭其精，以耗散其真，不知持满，不时御神，务快其心，逆于生乐，起居无节……"几千年前岐伯的这段话就是当下很多人生活的写照。如今的人是把酒当作水来喝，把放纵的行为当作正常的活法，在追求嗜欲中精气枯竭，在恣情好色中真元丧尽，不懂得保持体内精气的充盈，不能够有节制地运用精神，只知道一定要使自己心情愉快，违背了使生命获得真正快乐的大道，作息也没有节度、没有规律。《黄帝内经》提倡"恬淡虚无、精神内守"，即在思想上要清静淡泊，没有欲求；精神能够安守于内而不散失；神志悠闲、心性平和、无忧无虑；这样体内的正气就会和顺不乱，才能使生命获得真正快乐的大道。

三、"饮食有节" "谨和五味"

《黄帝内经》关于饮食养生思想主要体现在"饮食有节"和"谨和五味"上。"饮食有节"中的"节"有两个含义，一是饮食要有节制，不可过饥或过饱；二是节律，时间要有规律，不可过长或过短，以免损伤脾胃。

《黄帝内经》提出的另一关键饮食养生要领就是"谨和五味"。"五味"代表饮食物中的各种营养元素，这些营养元素必须保持"和"的状态，也就是要求营养要均衡，合理分配，这是饮食养生的关键。饮食是机体生长发育、维持人体生命活动的物质来源，是充养形体的基础。《素问·脏气法时论》曰："五谷为养，五果为助，五畜为益，五菜为充，气味和服之，以补精益气。"强调饮食宜多样化，补益精气，可以更好地养形。《素问·六节脏象论》云："五味入口，藏于肠胃，味有所藏，以养五气，气和而生，津液相成，神乃自生。"说明饮食与神的关系密切，通过养形可以达到养神的目的。饮食要有节制，既不能暴饮暴食，也不能五味偏嗜。如《素问·生气通天论》曰："膏粱之变，足生大丁，阴之所生，本在五味；阴之五宫，伤在五味；是故味过于酸，肝气以津，脾气乃绝；味过于咸，大骨气劳，短肌，心气抑；味过于甘，心气喘满，色黑，肾气不衡；味过于苦，脾气不濡，胃气乃厚；味过于辛，筋脉沮弛，精神乃央。"总之，宜少食肥甘厚味，多食谷肉果菜，与现代提倡低脂、低糖、低盐、低胆固醇饮食的思想不谋而合。

四、"和于术数" "形劳而不倦"

"和于术数"的一个中心词为"和"，"和"字有和缓、平稳、协调、均衡的意思。中医非常强调"和"，比如我们常说人的脉象应该缓和，人的心态应该平和，人体五脏应该安和，人体气血应该调和，人体应该保持阴阳平衡和谐的状态等。术数，古人指调摄精神、锻炼身体等一些养生方法和技巧。《内经》中所提到的术数方法，有偏于安静的，如导引、吐纳、气功等。《素问·上古天真论》所言的"呼吸精气"就相当于气功中的"吐纳"之类。所以导引、吐纳、气功等可以炼意调神，通过养性调神，还可以改善气质，优化性格，增强自身的心理调控能力。再如"春三月，广步于庭"，说的就是散步，这也是目前比较推崇的行之有效的健身方法，散步有流畅气血、舒利关节、增进消化、调养神气的作用。古人养生，注重"流水不腐，户枢不蠹"，要保持"和"就必须动静结合，静能精神内守，动能气血流通，"动"的要领《黄帝内经》提出"不妄作劳""形劳而不倦"。意思是"动"不可超过常度，形体动而不至于疲劳。孙思邈说要"动而中节"，意思是说要科学运动，适可而止。

五、"治未病"

《素问·四气调神大论》中提出："是故圣人不治已病治未病，不治已乱治未乱，此之谓也。夫病已成而后药之，乱已成而后治之，譬犹渴而穿井，斗而铸锥，不亦晚乎"。疾病已经产生才去用药治疗，就像是口渴了才去掘井、战斗已经开始了才去铸造武器一样，不是太晚了吗？遗憾的是现在大多数医生很多时候都是在做"渴而穿井，斗而铸锥"这样的事。

"不治已病治未病"是《黄帝内经》提出来的防病养生谋略，是至今为止我国医疗卫生界所倡导以"预防为主"战略的最早思想。"治未病"经历了时代的发展和完善后，现已成为中医理论体系中不可或缺的组成部分。"治未病"涵盖未病失防、既病防变、病后防复三个层面，强调人们应该注重保养身体，培养、提高人体的免疫力，达到生病前预防疾病的发生、生病之后防止进一步发展、病愈后防止复发的目的。这样才能比较好地掌握疾病的主动权，达到"治病十全"的"上工之术"。

"治未病"还含有养生应从儿时抓起这层意思。例如对于一个有家族遗传性高血压或冠心病的人来说，如果从小就注意饮食调摄，不食肥肉，吃低盐少糖等食物，年老后冠心病的发病率自然会减少。否则到了老年，血管已经硬化，再去控制饮食，往往收效甚微。

《黄帝内经》养生思想有着较完善的理论体系，很强的实践指导意义和深厚的群众基础，该理论把影响人体健康长寿的各种因素反过来作为手段，将目的与手段相统一起来，体现了中医养生的独到之处。随着《黄帝内经》中的养生思想日渐受到重视，应在此基础上使其在现代社会中发挥更大的作用。

第二节 庄子"形神兼养""顺应自然"的养生思想

作为我国古代一位思想大师，庄子对于养生也有其独到的见解，如形神兼养、顺应自然的理念，在当代仍有其指导意义。

庄子认为养形、养神两者缺一不可。在养形方面，庄子提出形神并重、内外兼养的思想，以针对世人过度保养身体导致伤身害命的弊端；并进一步提出"弃世"的观点，身体虽然参与世俗之事，但内心仍然抛弃对名利的追求。在养神方面，针对世人被名利所困扰的问题，庄子又提出了"为善无近名，为恶无近刑"，"缘督以为经"的养神思想。庄子认为人们只有抛弃个人名利，从"道"生万物的无私角度出发，才能在复杂的世俗事务中，既做到保全性命，又做到顺应自然之理，以达到游刃有余的合道境界。

一、形神兼养，以神立形

庄子养生思想中的养生原则包括以形神兼养与以神立形为主要特色。庄子认为，精神与形体是不可分离的，形与神不是绝对对立而是相互依存的。

庄子在形体与精神的不可分割性以及相互依存的关系上，在去主体，去中心，去相对的基础上来实现形神同养、以神立形的养生原则。首先，庄子提出了以坐忘、心斋为具体方法的修养功夫，这是由形养神，形神兼修，以神立形的方法。形体不被外界的功名与外物束缚，精神才能无挂无碍。内经《灵枢·本神》指出："智者之养生也，必顺四时而适寒暑，和喜怒而安居处，节阴阳而调刚柔，如是则僻邪不至，长生久视。"所谓"顺四时而适寒暑"等，是指重在身体调节；所谓"和喜怒而安居处"，是指重在心理调节。人的精神意志载于形体，而与自然密切相关，只有主体、中心、相对界限的消除不被外物束缚，精神才能自由。而精神的自由又有助于形体之保全。在庄子的养生思想中形神的关系是相互依存，又相互起到反作用的，形体的护养对于精神境界的提高有着积极的作用，反之，精神境界的提升对于形体的护养也有着主导性的作用。

庄子虽然认识到形神的相互依存性关系，但是在其养生思想中，却体现出精神超越形体的重神思想，神主形从。《庄子·天道》有云："形德仁义，神之末也。"其中指出，养生的重点在于养神，故养神是庄子养生思想的关键所在。庄子的养生思想所关注的不仅仅是生命本身的延年益寿，而是寻求生命本质和生命价值意义之所在，寻求一种处理人与他人、社会、自然关系的和谐。

庄子通过更加注重精神和道德的修炼和养护，来达到对存在形体的养护，使形体得以保全。可见在庄子的养生思想中，养神是养生思想之关键，精神的修炼不单是生命更高层次的养护，而且通过精神的修炼还能使形体保全，庄子更加重视精神生命的超越。神是生命本体存在的灵魂，生命养护的核心就在于保养精神，摆脱物欲的束缚，追求精神对形体的超越。与当时其他的养生家只求生命的长生不老不同，庄子不但重视形体的保养，更加重视养神的养生思想确为当时以及现在的生命价值理解提供了不同的思路，突出了精神价值对生命本质的重要性，提出了形神兼养和以神立形的养生思想，这为后期中国养生思想的发展甚至中国文化的发展都具有积极而深远的影响。

二、顺应自然，自然而然

庄子重视自然生命的内在价值，这点与儒家所关注生命的社会价值不同。庄子主张顺其自然，意为减少人为干预，维持万物本来之面貌，万物就自然畅达，各得其所。庄子看来，养生之道就是保持精神的恬淡自守并顺应自然。宇宙万事万物的生成与演化都来源于"道"，而道就是遵循规律，顺应自然。宇宙之中的一切事物都是自然而然的存在与变化，不为人为所改变，人为干预则必然违背事物的发展规律而受到自然规律的惩罚。现实中人们总是以自我中心，沉迷外物而不能自拔，在庄子看来，养生只能顺应自然而行，不可以对生命以自我的意志妄加损益。

庄子主张将生命本体放置于自然之中，强调个体生命的主观性，个体生命即开始于自然、依赖于自然、最后又终结于自然，因此，庄子认为人道要遵循天道，生命活动要顺从宇宙万物的自然规律，要保持天人和谐，反对以人灭天，践踏自然。

庄子在《养生主》中讲了一个庖丁解牛的寓言：庖丁为文惠君解牛，手之所触，肩之所倚，足之所履，膝之所踦，砉然向然，奏刀騞然，莫不中音，合于桑林之舞，乃中经首之会。文惠君曰："嘻！善哉！技盖至此乎？"庖丁释刀对曰："臣之所好者道也，进乎技矣。始臣之解牛之时，所见无非牛者。三年之后，未尝见全牛也。方今之时，臣以神遇而不以目视，官知止而神欲行。依乎天理，批大郤，导大窾，因其固然。技经肯綮之未尝，而况大軱乎？良庖岁更刀，割也；族庖月更刀，折也。今臣之刀十九年矣，所解数千牛矣，而刀刃若新发于硎。彼节者有间，而刀刃者无厚。以无厚入有间，恢恢乎其于游刃必有余地矣，是以十九年而刀刃若新发于硎。虽然，每至于族，吾见其难为，怵然为戒，视为止，行为迟，动刀甚微，謋然已解，如土委地，提刀而立，为之四顾，为之踌躇满志，善刀而藏之。"文惠君曰："善哉！吾闻庖丁之言，得养生焉。"通过对这个故事，庄子意在说明养神与养形的主旨莫过于顺应自然。就像是庖丁顺着牛的自然结构去解牛，社会就好比是一头牛，我们处理世事就应当顺应自然之理。

在庄子的养生思想中，宇宙万物是一个有机的整体，不可分割而又相互转化。而每个人的个体生命作为整体中的一部分，生命与自然具有必然的相关性和亲和性。生命不能脱离于整体宇宙而独立存在，生命必须处在整体的大环境中才有意义，若把生命本身与天地万物分离开来，只能是自取灭亡。庄子顺其自然的养生原则以老子的"法自然"为价值导向和理论基础，尊重生命的本初真性，坦然接受生命的生与死、贫与富、美与丑。庄子的养生思想对于当代漠视生命，物质主义、功利主义价值观大行其道的社会背景下，对生命本质以及生命价值意义有着十分重要的理论和操作层面的积极作用，提供了一条重要的反思之路。

庄子的养生理论，以他的自然观、宇宙观为基础，体察和思考个体感性生命，在心灵中将个体感性生命提升到了具有永恒价值的宇宙大化的生命境界，在我国古代养生理论的发展进程中无疑具有不可取代的重要地位。

第三节　孔子"仁者寿"的养生思想

孔子作为先秦时期伟大的思想家，其思想对中国文化影响深远，同时他也可称得上是一位养生学家。孔子在人的平均寿命不到 30 岁的先秦，虽然生活困顿，但仍能活到 73 岁高龄，这与他的养生理念密切相关。其名言"知者乐水，仁者乐山；知者动，仁者静；知者乐，仁者寿"中明确提出了"仁者寿"的道德养生思想，即道德崇高、怀有仁爱之心的人容易长寿。"仁"所包含的内容非常广泛，但基本上可分为两个方面，修身与爱人。修身是对自己进行道德修养；爱人是指对人忠恕友信、以德相往。二者内外结合，构成"仁"的主要内涵。自觉修身，与人为善，追求道德的完备，而道德的完备又能促进身心的健康与和谐，进而达到延年益寿的功效，这是一种道德养生思想。

"修身"是实现"仁"的基础，主要是指对自己的心性道德进行修养，以达到自身道德和精神生活的完善，并表现为对社会道德规范的遵从。汉代董仲舒曾对孔子"修身"的养生观点做了很好的注解："故仁者之所以多寿者，外无贪而内清净，心平和而不失中正，取天地美以养其身，是其且多且治"。"修身"要求人们对自己的道德心性进行修养，遵从社会道德规范，使自身道德和精神生活的完善，从而维持身心的平和清净，并能在过程中保持积极向上的心态，这对于养生的意义是极为重大的。而"爱人"是"仁者"处世的道德原则，也是"仁"

的精神实质的外在表现。通过爱人能使人与人之间相亲相爱，情感的沟通和心灵的交融能使人生活在快乐和温暖之中，即可达到"爱人者，人恒爱之；敬人者，人恒敬之"的理想状态，这是人养生的重要外部条件，同时，爱人能使人自身感到"心底无私天地宽"，从而保持泰然自若的状态，也便主明心正，而这也是养心的关键。"爱人"养生观及其价值主要可从忠信成人、宽恕容人、教育立人这三个方面来进行理解。

一、"君子坦荡荡，小人戚戚"

君子心胸平和宽广，小人却常患得患失。我们应时刻以君子的标准来要求自己，心胸宽广坦荡，从而利于身心的保养。孔子遇事的态度豁达，心态平静。即使遇到再大的挫折，也不情绪急躁，不怨天尤人。所以孔子到了晚年仍然精力充沛，精神矍铄，也时刻保持着谦虚的态度。

二、"不怨天，不尤人"

遇到事情不应怨声载道，而应顺其自然，以一种积极的态度去解决问题。孔子在陈蔡被困，仍镇静自若，即使身处险境，仍然心态平和，安然自乐，不怨恨他人，也没有自怨自艾，以平和通达的心态看待外界琐事，自然也就避免了那些琐事对良好心境的损害。

孔子还强调仁者宅心仁厚，有爱人之心，与人为善，从而免受与人为敌之忧；仁者心地宽厚、为人坦荡，心态自然平和，性情也自然旷达，也就无忧无惧，孔子面对得失也无所担忧，有仁者之心的君子淡泊名利，不患得患失，心理平衡，这是长寿的必要条件。

三、正心诚意，维持心神合一

人一生会面对很多诱惑，若被各种杂念混乱心神，人的精神就会涣散而不能专注，这对于养生是有损害的。通过有意识的端正心态，排除精神杂念，维持心神合一，可以养精而达到养生的目的。孔子认为专心于正义之事主要便指"仁"的实现，专心于正义之事既利于维护良好的精神面貌，也有利于生命机体的动态运行。

四、谦虚敬畏，保持平和之态

谦虚是仁者应当具备的一种品质，也是人自觉修身的一个重要目标，即使在身处优越之境或取得较大成就时，也应当保持一种谦虚谨慎的态度，而不应该盛气凌人。孔子有言："君子泰而不骄，小人骄而不泰。"他指出，君子应该是安详宽和的，而不是骄傲逼人。人的谦虚宽和，一方面面对自身拥有的成就和别人的夸赞能节制骄傲自满的浮躁心理，保持平和的心态；另一方面也有利于为自身创造良好的外部环境，免受他人妒恨之忧。

五、节制和乐，促进身心平衡

节制是人修身养性的一个重要方面，同时也是"仁者"必备的一种品质。节制的目的是使人的生理和心理都维持在一种中和平稳的状态，最终达到"和乐"。人的七情不可太过，亦不可不及，而是贵在致"中和"。孔子非常重视"和"，也多强调"中庸"，都表现出一种对平和状态的追求。对于仁者来说，知足常乐，"和"有助于蓄养精力，"乐"则有助于活跃精神，因而人的"和乐"状态对于人身心的养护都是大有裨益的。

六、树志立功，激发自强活力

孔子养生并不单纯追求生命的长寿，更重要的是实现生命的社会价值。孔子提倡做"志士仁人"，因此树立宏大的志向也是修身的一个重要内容。"饱食终日，无所用心，难矣哉！"表达出了孔子对那些没有志向、无所作为的人的不屑。同时，孔子还强调人一旦确立志向就要坚定不移，不受威胁利诱，要保持人格尊严，体现了一种道德上的坚定。通过树立远大的志向，并加以实践，能激发出生命的活力，使人自强不息、力求进取、奋斗终生。在这个奋斗的过程中能使人意念坚定，也能起到排除杂念，维持精力的作用；同时，树立远大的志向，并在追求中得到实现，这能使人感到愉悦和自信，对保持乐观的心态是非常有利的。

孔子"仁者寿"的道德养生思想是一种高明的养生智慧，有着不容忽视的养生价值和意义。其内涵值得我们仔细领悟并加以实践。

第四节 张仲景"养慎"思想的研究

东汉医学家张仲景在《伤寒杂病论》一书中构建了理、法、方、药于一体的疾病诊治体系，在诊治疾病的过程中，仲景非常重视"治未病"的学术思想。在其经典《金匮要略》中提出"养慎"的养生原则。"养慎"是张仲景治未病养生思想的高度概括与总结，在其各篇中均有不同程度的体现，对于现代养生亦有重要的价值和临床指导意义，以下对"养慎"思想的内涵予以分析。

"养慎"一词首见于《金匮要略》首篇第二条，"若人能养慎，不令邪风干忤经络"。"养"在《说文解字》中的释义为"供养也。从食羊声"，其包含供养、养育、调养之意，在《金匮要略》中，主要是指"内养正气"，顾护先天之气，养护后天之气，滋养五脏六腑之精气。"慎"在《说文解字》中的释义为"慎，谨也。"在《金匮要略》中，可解释为"外慎风寒"，顺应四时寒暑节气之变化。所谓"养慎"，即内养正气，外慎风寒。

一、养正气，顾先天，护后天

所谓"内养正气"，主要是指通过日常生活饮食起居的方方面面注意人体正气的保养与调摄，实现"正气存内，邪不可干"。张仲景"内养正气"主要体现在以下两个方面。

（一）节制房室，惜精保肾

房室养慎，即要节制性生活，切忌纵欲，否则会伤及肾之精气，肾为先天之本，张仲景告诫我们做好房室养生，节制性生活，倡导"内养正气"，其实是对先天之气的保护。

肾为先天之本，主藏精，主生殖与生长发育，肾精之盈亏，主导人的生长发育，强壮盛衰，乃至寿命长短。《灵枢·邪气脏腑病形》指出"若入房过度则伤肾"，《素问·上古天真论》有云："肾者主水，受五脏六腑之精而藏之，故五脏盛乃能泻。今五脏皆衰，筋骨懈惰，天癸尽已，故发鬓白，身体重，行步不正，而无子耳。"又有"今时之人不然也，以酒为浆，以妄为常，醉以入房，以欲竭其精，以耗散其真，不知持满……故半百而衰也"，由此可见肾脏精气的盛衰，关系着人的生长、发育与衰老，所以内养正气关键在于保养肾的精气，顾护先天之气。

张仲景在《金匮要略·脏腑经络先后病脉证第一》中"千般疢难，不越三条……房室、金刃、虫兽所伤。"将房室、金刃和虫兽所伤三者合并为致病三因素之一，可见房室过度将会损伤人体的正气。又《金匮要略·血痹虚劳病脉证并治》中："五劳虚极羸瘦，腹满不能饮食，食伤、忧伤、饮伤、房室伤、饥伤、劳伤、经络营卫气伤。""夫男子平人，脉大为劳，极虚亦为劳""夫失精家，少腹弦急，阴头寒，目眩，发落，脉极虚芤迟"，指出房室伤可导致虚劳病，此外痰饮、水气、消渴等病亦与房室过度有关。所以，张仲景告诫我们，房室勿竭，当节制房室，以顾护好先天之精气，方能度百岁乃去而动作不衰也。

（二）平衡服食，养护后天

《金匮要略》继承《内经》与《难经》的养生法则，注重合理饮食，强调适寒温，调五味的思想，认为食物和药物一样具有补偏救弊的功效，饮食除了为后天气血生化之源外，还与健康长寿密切相关。合理饮食，增减衣服做到寒温适宜，五味调和可以有效顾护后天之气，增强体质，益寿延年。反之则百病由生。李克光于《金匮要略讲义》中注释为："服食：即衣服、饮食。"《灵枢·师传》"食饮衣服，亦欲适寒温"的意思是将衣服饮食应该注意质和量两个方面的合理性，服食节其冷热苦酸辛甘，使衣服饮食要有所节制，无太过不及，以适应气候寒温的变化。

衣服节制是指顺应四时的寒温变化规律，以免感受外邪致病。《灵枢·本神》道："智者之养生也，必顺四时而适寒暑。"指出养生的第一准则就是顺应四时变化而避免风寒暑湿之邪伤人。张仲景在《金匮要略·脏腑经络先后病》中提到"风气虽能生万物，亦能害万物，如水能浮舟，亦能覆舟"，说明了气候与节气的对应关系，以平为期，太过与不及，都会影响人体而发病。衣服节制即要根据季节气候的变化，冬天及时增加衣服，避免寒邪入侵人体，以防寒保暖为主，夏天则应注意防暑降温，不宜在高温下作业或者暴晒，以免暑邪伤人。当然，随着人们物质生活水平的改善，冬天因为暖气，容易过热上火，夏天因为空调，反而容易因温度过低而受寒，所以张仲景的养慎思想是要告诉我们，无论何时何事，一定要注意节制，合理顺应季节的变化，防寒保暖，祛暑降温都不宜太过，否则容易伤及人体。

我国民间有"春捂秋冻"的说法，因为春天阳气初生，冬寒未尽，昼夜温差大，不宜过快地换上过薄的衣服，应当适当缓一缓，等阳气更加旺盛时再逐渐减少，尤其是女性，如果过早换上短裙等过短过薄的衣服，容易导致腿部受寒，导致一些虚寒性的妇科疾病等。对于老人与小孩等抵抗力较低的人群，如果春天不捂一捂，则很容易导致呼吸系统疾病，所以顺应季节变化，合理增减衣服显得尤为重要。

饮食的节制，主要是指冷热不宜太过，这里包含了食物的温度和寒热偏性都要节制。比如，羊肉、牛肉辛温，鸭肉、兔肉咸寒，阳虚之人可以多食羊肉、牛肉以助阳，反之，阴虚之人可多食鸭肉、兔肉等寒凉之品以滋阴。除了寒热，五味也不宜太过，《素问·阴阳应象大论》云："味伤形""苦伤气""酸伤筋""辛伤皮毛""甘伤肉""咸伤血"，提示我们食物的偏性，任何一种食物或五味之偏性的食物摄入过多，都会伤及人体。故张仲景又提出"所食之味，若得宜则益体"的观点。同理，五味补五脏，五味对应五脏而补之，酸入肝而补肝，故酸味食物有补肝的功效，推之，苦补心，甘补脾，辛补肺，咸补肾。所以古人对饮食的节制要求做到"谨和五味"。同时，张仲景养慎思想还提示我们除了注意饮食的寒热属性，谨和五味外，还应注意顺应四时节令。其中《金匮要略·果实菜谷禁忌》："正月勿食生葱，令人面生游风。二月勿食蓼……四季勿食生葵……发百病。"在果实蔬菜的选择上，也要顺应季节和气候的变化，还应根据人的体质来选择，并坚持适量原则，不可过量。张仲景将他的食物偏性合理摄入思想融入到治疗过程中，将食物合理地与药物一同配伍应用，如百合鸡子黄汤加入鸡子黄以滋养胃阴，当归生姜羊肉汤配伍羊肉温阳补血，猪膏发煎以猪膏润燥通便，多次在处方中配伍姜、枣、草顾护胃气或作为药引等。同时《伤寒杂病论》中还有很多方以粥、白饮、饼、白粉（白米粉）、酒、醋（苦酒）、蜂蜜等或为调护，或助药力，或减毒增效。

二、慎风寒，避外邪，守国法

所谓"外慎风寒"是指避免一切外来之风、寒、暑、湿、燥、火等影响健康和人体脏腑功能的邪气。

（一）虚邪贼风避之有时

外感六淫，也称为虚邪贼风，即外慎风寒就是要避免外感六淫侵袭人体。《黄帝内经》最早提出这一养生原则，《素问·上古天真论》云："夫上古圣人之教下也，皆谓之虚邪贼风，避之有时，恬淡虚无，真气从之，精神内守，病安从来。"《灵枢·九宫八风》中亦有"谨候虚风而避之"。张仲景深谙《内经》之旨，在《金匮要略》中提出"客气邪风，中人多死"，明确指出客气邪风发病的严重性，甚者致死。《金匮要略·脏腑经络先后病》中即有"不令邪风干忤经络"的记载，现代人们养生都提倡"未病先防"，其实就是告诉我们，要"外慎风寒"，避免外在的邪气伤及人体。需要强调的是，张仲景所说的邪风是指所有能够损伤人体脏腑正常功能活动、导致疾病产生的外在因素。即使客邪经络，尚未入脏腑，应该做到既病防变，及早医治，或导引、吐纳，或针灸、膏摩等方法，通经活络，既病防变。对今天的养生保健，疾病预防和控制仍有重要意义。

（二）勿犯王法，虫兽灾伤

张仲景在二千多年前就将遵守国法融入到了养生法则里面，这是一个巨大的创举，在实行依法治国的今天仍具有重要的现实意义。当遵纪守法不再仅仅是社会需要，而是一种健康养生追求的时候，人们会珍惜健康的同时融入法制观念，对国家和社会都会起到积极的促进作用。最后，虫兽金刃所伤，指我们应该避免被虫兽咬伤或利器所致的外伤，均会损伤人体的正气。这样就将"内养正气"和"外慎风寒"有机结合起来。

综上，张仲景"养慎"思想包括"内养正气"和"外慎风寒"两个方面，其中"内养正气"主要从节制房室和服食方面，分别顾护先天之精与保养后天之气，"外慎风寒"则指出避免外感风、寒、暑、湿、燥、火等六淫之邪，同时注重情志养生，勿犯国法，提出了通过全方位的身心调养，健康合理生活方式，最终找到适应大众人群的养生模式，实现全民健康，减少疾病发生的目的。

第五节 药王孙思邈的"养性"说

孙思邈是隋唐时期著名医学家，精通诸子百家学说，崇尚老、庄道学，提出"道法自然"，同时精研《周易》之理，兼通儒、释、道三家之思想，将《黄帝内经》之医理与诸家之说相融合，和个人实践经验相结合，提出了以"养性"为核心独具特色的养生之道，其著作《备急千金要方》和《千金翼方》中系统地阐发了养性的理论和实践。不仅对后世养生学的发展产生了深远的影响，而且其本人能颐养天年，度百岁乃去，称其为"养性"之道的典范，当之无愧。

"养性"，是养生学重要内容之一，是一种涵养本性的保养方法。孙思邈在总结他的养生之道时所提出的"寿夭休论命，修行在本人"即指明命理并不能决定人的寿夭，自身的修行才是起决定性作用；并指出"虽常服饵而不知养性之术，亦难长生也"，表明养生之道当以"养性"为核心，若不知养性之术而盲目地服用玉液金丹也恐怕不能令其长寿，由此强调了养性与长寿的关系，只有善于养性，才能达到延年益寿之目的；同时孙思邈又言"善养性者则治未病之病也"，明确提出"养性"在延年益寿的基础上还可以起到预防疾病的作用，"治未病之病"，与《内经》中"恬淡虚无，真气从之，精神内守，病安从来"之旨相契合。

一、"养性"的内涵

"养性"，所"养"乃精神层面的涵养，"夫养性者，欲所习以成性"，"性"既指人效法天道，顺应自然之秉性，同时也指良好的习性，性格和情操等。"养性"即涵养人之秉性，使之顺应天道，养成良好的习性，避免沾染恶习。

孙思邈提出"养性"首先在于养德。其在《备急千金要方·养性》篇中有言："性自为善，不习无不利也。性既自善，内外百病皆悉不生，祸乱灾害亦无由作，此养性之大经也。""善"即心地仁爱，品质淳厚，也就是"德性"和"德行"。首先，要求德性维系和道德修养合于天道，老子《道德经》有言："天道无亲，常与善人。"指出天道对人没有偏颇，上天也愿意将长寿赋予善良的人；其次，《灵枢·本神》"天之在我者，德也"指出人是自然之恩赐，《素问·气交变大论》亦有言天地万物皆是"德化者气之祥"的表现形式，同时指出上古之人之所以"能年皆度百岁而动作不衰者"，主要是因为"其德全不危也"。孙思邈认为养性者，需要做到"百行周备"，才能达到"虽绝药饵足以遐年"的目标，倘使"德行不克，纵服玉液金丹未能延寿"，强调德行和金丹玉液与养性的关系中，德行是最重要的。因此"养性"就是养德，只有秉持善良之心去修习德行，效法天道以顺应自然，达到"执道者德全，德全者形全，形全者神全。神全者，圣人之道也"，以求延年益寿。

另外，孙思邈《千金翼方》中将养性方法概括为"一曰啬神，二曰爱气，三曰养形，四曰导引，五曰言论，六曰饮食，七曰房室，八曰反俗，九曰医药，十曰禁忌"。其中"啬神"为其首要，所谓"啬神"即保养神气，节约神气的消耗，调养精神，其关键在于保持心底的澄静，他强调在社会生活中应以"十二少"为原则，即"少思、少念、少欲、少事、少语、少笑、少愁、少乐、少喜、少怒、少好、少恶"，不过分追逐于名利，保持良好的心态，使精神饱满，不随意动怒，不思虑太深，不可过喜极悲，不可利欲熏心，不可多生妄念等，以免劳心伤神而不利于摄生养身，若要延长寿命，就得像灯用小炷一样，节约能量的消耗，从而健康长寿。

孙思邈养生之道的核心是"养性"，其包含了"养德"和"啬神"等重要的内容。养性要求人们做到保持清虚守静的心态，内要铸守精神，以求形神合一。外要无为恬淡、清心寡欲，凡事勿使过极，以免损伤元神，同时配以适当的运动，合理饮食，起居有节等养形之法，使养性与养形统一协调，从而构成了孙思邈形神合一的养生智慧。

二、"养性"之术

孙思邈在其《千金要方》和《千金翼方》中不仅提出了以"养性"为核心的养生理论，同时结合他自身的实践，从精神调养、饮食起居、导引吐纳等方面将养生之法一一简括。

（一）精神调摄

《内经》有言："得神者昌，失神者亡。神藏于气，气耗神丧。"而"多思则神殆，多欲则智昏，多事则形劳，多语则气乏""怒甚偏伤气，思多太损神。神疲心易役，气弱病相侵"，因此孙思邈指出养性首先要做到的是保持精神愉快，情志安和，莫要大喜大怒，悲愁不安，常做善事，适度调养，以"十二少"为原则，使喜怒有节，保持心情欢愉，只有这样才能身体健康，百病不生。

精气神是人身三宝，是延年益寿的内在因素，精与气是神的物质基础，正如葛洪所提出的"神犹君也，血犹臣也，气犹民也……夫爱其民所以安其国，惜其气所以全其身，民散则国亡，气竭则身死"的观点所言，神与气相安，人才能健康。《黄帝内经·阴阳应象大论》又告诫众人"年四十而阴气自半也，起居衰矣。年五十体重耳目不聪明也"，因此调神除了要保持精神愉快之外，同时要注意"爱气"，像灯用小炷一样，减少气的消耗，且防止衰老要早在中年，通过积精全神爱护真元之气，做到延年益寿，自我延龄。

（二）饮食起居调养

《内经》孙思邈在继承《素问·上古天真论》"食岁谷""食杂""美其食"以及不提倡"饱食""嗜食""多食"和"食饮不节"等饮食调养理念的基础上，提出养性之术在饮食调养方面的内容。

在饮食的量上，强调"莫强食，莫强饮"，要"先饥而食，先渴而饮，食欲数而少，不欲顿而多"，做到"令如饱中饥，饥中饱耳"，即饥饱适度，通常以感到饱时微有饥饿感，饿时又微觉腹中有食为佳，寻求饥饱之间的平衡，做到不太饥又不过饱；在饮食的品质上，指出应"淡食"，做到"厨膳勿使脯肉丰盈，常令俭约为佳"，不吃太过肥腻和太咸饮食，他不反对进食肉食，认为适当地进食肉食可以"添髓强筋，补中填髓"，但是肉食食用的时候也应做到"每食不用重肉"，以避多食肉食而引发的健康问题。另外，孙思邈特别提倡注重适当的饮食营养，如他强调水果的养生作用，认为常食葡萄、大枣、胡桃、梨等，能够"轻身耐老"。在饮食过程中应注意根据食物的不同，选择进食方法，如"美食须热嚼，生食不粗吞"，饮食当时应"去烦恼，不得语"，饮食结束后应做到"漱口数过，令人牙齿不败、口香""以手摩面及腹，令津液通流""行步踌躇，计使中数里来，行毕使人以粉摩腹数百遍"，同时孙思邈在其著作中也提出了许多禁吃某些食物的告诫，如"茅屋漏水堕诸脯肉"等。以上诸多饮食调养，虽有诸多不适于当今临床与社会生活，然其"节食养性"的饮食之理却与现代医学关于饮食的观点不谋而合，仍然值得当代人去借鉴与学习。

在起居方面，孙思邈主张应生活简朴，不要为物质生活所累，如他在《备急千金要方·养性》中强调"衣服器械，勿用珍玉金宝，增长过失，使人烦恼根深"，"至于居住，不得绮靡华丽，令人贪得无厌，乃患害之源"；在选择居住环境的时候，指出居住环境的好坏与人体健康密切相关，人与自然应和谐相处，如其在《千金翼方·择地》中提出选择居住环境的标准是"山林深远，固是佳境，……必在人野相近，心远地偏，背山临水，气候高爽，土地良沃，泉水清美"。同时孙思邈指出"善摄生者，卧有四时之早晚，兴居有至和之常制"，要"顺四时而适寒暑""服天气而通神明"，只有顺应四时阴阳寒暑之变化，方可达到延年益寿的目的，并提出"春养生气，夏养长气，秋养收气，冬养藏气"的养生方法，对于四时的起卧，他提出春要晏卧早起，夏秋要侵夜乃卧而早起，冬季要早卧而晏起，并且规定早起莫在鸡鸣之时，晏起莫在日出之后，在睡卧之中，冬季宜冻脑，春秋季宜脑足俱冻，夏不宜露面，冬不宜覆头等等。同时由于"久视伤血，久卧伤气，久立伤骨，久坐伤肉，久行伤筋"，因此要做到"从四正"，谨慎言语，不要久行、久坐、久立等，并且劳逸应当适度，达到行不疾步，坐不久处，立不至疲等。另外对于房室，孙思邈提出"甘脆肥浓是腐肠之药，蛾眉皓齿为伐性之斧""醉酒淋其骨髓，以房室输其血气"，这些皆是养性的大戒，不仅损伤自身之精气，同时而且会影响下一代的健康，因此在房室之事上要注意节制。

（三）导引吐纳调养

在"养性"的养生之道中，孙思邈认为养生中不仅要避开四时不正常的气候，通过精神、饮食起居予以调养身心，还要适当地运用导引、按跷、吐纳等调摄精神、锻炼身体的方法，以达到五脏功能协调，"百岁而动作不衰"的目的。他在继承《内经》以及历代医家关于导引养生之术的基础上，创造性地提出了不少行之有效地导引之法，如"黄帝内视法"，详细描述了先静念，后迎气、食气的方法，经常练习可以健身；又如"炼精之法"，要求人们做到"朝朝服食玉泉，啄齿使丁壮人有颜色，去三虫而坚齿"，即早晨未起床就先行炼精保健，还要像古人一样服食唾液，牙齿对啄，这样可以使老年人气色好，又可以帮助小孩子不长龋齿；"六字气诀"，即"呵""呼""呬""嘘""嘻""吹"，按照顺序锻炼，每日清晨一次，可以防治五脏六腑之疾病；"天竺国按摩法"，共十八式，指出老人每日练三遍，一个月后能除百病，补益延年。这些导引之法，其强身健体之效果虽有所夸大，然皆可增进人体之健康，达到养生保健的目的。

另外，除了精神、饮食起居、导引吐纳等养性之术之外，孙思邈还提出要言语谨慎，"反俗"。还可以通过药物进行调养，如春季服小续命汤五剂，及诸补散各一剂，夏季大热服肾沥汤三剂，秋季服黄芪等丸一两剂，冬季服药酒两三剂，如此按照四时阴阳气血之变化予以调治，可以起到祛病延年之功效。

孙思邈在继承《内经》养生观点，并融合道家、佛家等有益思想的基础上，提出了"济物摄生，穷微尽性"的养生之道，其养生之道以"养性"为核心，包含了养性与养形两方面的内容，是理论与实践的结合体，其"养性"理论包涵了"养德"与"啬神"的内容，其养生之道养生的实践路向和价值取向，内容丰富多彩，其诸多理论与实践和当今科学许多养生之旨不谋而合，有待于进一步挖掘与整理，值得借鉴。当代医家应结合当代社会生活形态、自然环境等的变化，运用现代科学技术与手段，于其养生之道中取精华、去糟粕，使其对于人民的健康长寿有所裨益，为人民生活健康做出贡献。

第三章
现代各地名中医的养生观与方法

我国幅员辽阔，各地名医辈出，他们在医疗和生活实践中，因人、因时、因地制宜，积累了丰富的养生方法。国医大师邓铁涛曾提出：若把当代名老中医的养生之道搜集起来，应该就是一本活教材。在信息时代，许多名医的养生理念和方法因其具有普遍适用性，做法往往生动灵活，经常被很多媒体广为宣传。也有些名医的方法富有个性，在借鉴时需要结合实际情况具体选取。

第一节　名老中医调养心性的养生观

中医养生强调形神兼养，以全面地预防身心疾病和提高生活质量。在躯体与精神之中，心藏神而为"君主之官"，人体之神能驭精，七情和合是气血正常运行的必要条件。从古至今，名医们都强调养性调神的重要意义。在当代社会，这一问题尤为重要，因为随着生活物质条件的改善，人民群众在保养身体的条件和锻炼身体的意识与方法方面都在普遍提高，但随着社会竞争压力越来越突出，各种心理健康问题乃至身心疾病有增无减。基于临床与生活所见，名老中医们在修身与养性两大方面问题上，对调养心性尤为重视。

国医大师王琦（1943～）教授认为：在众多的养生方法中，情志养生最重要。王琦教授认为，养生不是刻意为之，养生也没有固定程式，养生应该是心境上的修养，是顺应自然的过程。关于养心，王琦认为有"五要"：一要平常心；二要仁心；三要宽心；四要静心；五要开心。

国医大师孙光荣（1935～）认为：养生总则可以一语概之："合则安。""上静、中和、下畅"，是孙光荣总结的养生要领，即上部要心安神静；中部要脾胃安和、不饿不胀；下部要大小便通畅、女性还需注重月经正常。做到此三条，就能基本安康。

国医大师裘沛然（1913 ～ 2010 年）教授曾呼吁中医学院应建立养生康复专业，为保障人类健康长寿作出贡献。他重视"全神"，人体的生长壮老、喜怒哀乐的调控、对外界环境的适应等诸多生理活动，都依靠"神"来主宰。它具有自我调节、自我修补、自我适应、自我控制四大功能，而这四大功能只有在精神不受损害的情况下，才能充分发挥作用。因此，要想身强体健，首先要"全神"，而要达到"全神"状态，必须运用各种修身养性、澄心息虑的方法，使心态保持恬淡宁静。裘沛然教授曾开出一张"处方"："一花四叶汤"。一花，指身体健康长寿之花；四叶，即豁达、潇洒、宽容、厚道。他提出养生贵在识度与守度。他认为儒家所倡导的"中庸之道"，是指无过与无不及，把握处理事物恰到好处。这是把握"度"的最高准则。

福建的俞慎初教授认为宋代河滨丈人《摄生要义》中的八个字"调息、摄性、缓形、节欲"应作为养生的原则。在养性调神方面，他推崇诸葛亮的"非淡泊无以明志，非宁静无以致远"格言。

上海的陈兴之主任医师在 83 岁退休后仍出门诊，他的养生体会是要把握好三个要素：即生活上的淡泊，事业上的寄托，精神上的怡情，当然并不排除饮食起居的养生，但对老年人来说，这三个要素更为重要。

上海的凌耀星教授的养生思想，结合了中医与西医的知识。她根据"主明则下安，主不明则十二官危"的理论，指出大脑功能健全是健康的主要基础，所以她很注重健脑。她认为，多思健脑，人脑同样符合用进废退的规律；乐观健脑，人要知足常乐，助人为乐，忘忧思乐，自得其乐；饮食健脑，注重食物种类多样化，合理安排进食量，足量饮水；运动健脑。

国医大师干祖望（1912 ～ 2015 年）教授的养生观念富有个性，他将午睡与烟、酒、赌并列为"四害"。干祖望还认为要坚决走出五个误区：一、进补与保养作为同义词；二、每病首先考虑"虚"；三、迷信医药；四、崇拜安逸与休息；五、狂欢尽兴。他总结了养生八字诀："童心（天真、单纯）、蚁食（吃少、吃杂）、龟欲（不贪、安分守己）、猴行（灵活、好动）"。

国医大师李济仁（1931 ～ ）教授认为，养生之道"说一千道一万"，都是在饮食、起居、运动和精神四个方面，要按"法于阴阳，和于术数"来做。例如他平时很注意饮食的调养，除了保证每餐定时定量之外，在饮食方面是粗细搭配，以粗为主；荤素搭配，以素为主；酸碱搭配，以碱为主。他的饮食特点可归纳为"少、杂、淡、温、慢"五个字。

上海的万淑媛教授欣赏庄子的对生死的态度，即"载我以形，劳我以生，佚我以老，息我以死"。以休息的观点看待死亡，则少恐惧烦恼和忧愁，心胸豁达自然能长寿。上海的陈之才主任医师主张"养心宜静，养身宜动"。安徽朱希亨的养生格言是"静以养心，动以养形"。

国医大师朱良春（1917～）教授有"健康长寿五秘诀"，即：要想活得好，天天练"慢跑"；要想白天不累，晚上"子时"前入睡；要想长生不老，越老越要"用脑"；要想一身轻松，营养均衡"气血通"；要想成寿翁，一切要看"空"。朱良春教授认为"情绪困扰"是百病之源，他在学术上推崇张景岳"夫禀受者先天也，修养者后天也，先天责在父母，后天责在吾心"，在精神调摄上强调"最重要是做人要宽宏大量，豁达乐观"。

安徽的尚志钧教授认为人如能保持"三通"，则能健康长寿。首先是心通，指的是心情舒畅；胃通，就是吃东西不要过饱，认为老年人尤应按照古人讲的"已饥方食，未饱先止"去做；二便通，除了要养成良好的排便习惯，多食含纤维素高的食物。他还指出，平时注意固肾气，节制房室，也有利于二便通顺。

国医大师何任（1921～2012年）教授专门撰文，阐述音乐有益身心健康。《内经》认为音乐是"和合之气""音者，天地之和气""律乃天地之正气，人之中声也"，音乐可和合人体阴阳，达"阴平阳秘"。

卢传坚等调查分析了全国58位名老中医的养生保健经验，研究结果显示，超过半数的名老中医提倡修性养神，并自身践行修性养神的方法；在心态调节方面，大多数名老中医提倡平和自然、淡泊宁静，并以此作为自身的养生原则。《素问·上古天真论》曰："恬淡虚无，真气从之，精神内守，病安从来。"当代全国名老中医在这一原则的认识上可谓高度一致，在问卷之外，其自身总结的养生经验中几乎都对这一养生原则进行了不同程度或不同角度的阐述。至于"恬淡虚无，精神内守"的具体方法，推荐"静坐"养生法的名老中医也占一半以上，并有约1/3的名老中医将静坐和"存想"，作为自身精神修炼方法。静坐是儒、道、佛三家皆推崇的修炼方法，一般认为，静坐能使精神内守，调畅情志及全身脏腑气血功能，且促进疾病恢复。"存想"则是在入静的状态下运用意念和想象来排除杂念的方法。两者都是运用呼吸、意念来调节心神及全身气血的简便易行的养生方法。

不良性格易导致情志的改变，从而扰乱人体脏腑气血功能，危害健康。而主张"制怒、隐忍、勿躁"的名老中医则较少，可见名老中医注重性格修养的修炼，而不主张刻意克制的方法。在怡情养性方面，约半数的名老中医建议人们写书法和旅游，自身有此爱好者也占 39.7% 及 36.2%。

不难发现，在以上名老中医的养生观中，最被强调的是调养心性，从《素问·上古天真论》中"恬淡虚无"的观点，到唐代名医孙思邈所提倡的"抑情养性"养生观，再到现代人所说的"淡定"，都注重对人的欲望与情绪的理性修养。

第二节　名老中医个性化的健身方法

对于身体锻炼方式的选择，许多名老中医也有自己个人的看法与实践。

湖南的胡天雄教授自幼体弱多病，青年时期，因过度劳累，多种病魔缠身，朝不保夕，但到晚年身体反而好起来，他归功于注意午睡与晨练太极拳，他的养生格言很质朴：常打太极拳，午休增睡眠。他经过多年的亲身体验认为太极拳要动中求静，动静双修，形神并养，是养生防老的最佳选择。

黑龙江的高式国副研究员，每天早晨起床后练"树拳"，绕树旋走练拳，还练"手杖操"。同样是在黑龙江，高奎滨研究员为了适应 1 年有 5 个月在气温零度以下的东北气候。自 1961 年他 38 岁的时候，夏天开始用冷水浴身，坚持跑步。每年五月到八月星期日跑步时间延长到两个半小时。

辽宁的刘凡教授崇尚"生命在于运动"。早晨五点起床跑步，60 岁以前，跑 5000 米，速度较快，60 岁以后跑 2000 米，速度较慢，跑步后做俯卧撑 10 次，然后做站桩功，数息 50 次，接着打 48 式太极拳。他自称担心遗传性高血压，所以每天坚持跑步，还做气功打拳，认为运动量不够，也起不到效果，所以每天锻炼都以汗出为度。

国医大师邓铁涛教授对八段锦情有独钟，坚持锻炼 50 余年。他主张柔性运动，认为柔性运动适合年老、体弱及妇女儿童等来习练健身，而八段锦正是一种柔性且专为保健而设的健身运动，强身益寿、防病治病的效用显著。他指出，中老年人不宜行快跑、网球等剧烈运动，以其刚也，刚则耗气，而内功用意不用力，以意为主，以意为引，以气用肢体，不偏不倚，不会伤气耗血。

北京的祝谌予教授最喜欢的锻炼方式就是散步，认为散步能锻炼腿力，畅和血脉，调节精神促进消化，消除脑力劳动后的疲劳，他不赞成老年人跑步哪怕是慢跑，因为这会加重心脏的负担，引起供血不足等问题。于云五指出心脏病或高血压等不宜跑步。广东的梁剑波教授也不主张跑步而主张打太极拳，另外，对于午睡问题，他认为工作过度劳累必须午睡，若不睡可以静坐。

青海的张翼主任医师曾通过晨跑，闭口用鼻呼吸治好他的慢性咽炎，由于慢跑时肺呼出的热气与吸入的冷空气凝聚形成的水蒸气有滋润鼻咽部的功效，并打破了咽部异物感的条件反射，从而使慢性咽炎逐渐痊愈。他认为慢跑的速度以身有微汗跑后全身舒适而不感疲劳为度。

陕西的孙绍良主任医师早晨起来散步时倒行300步，他指出倒行能够松弛腰背肌肉，刺激锻炼经常不活动的部分肌肉，促进血液循环，调节机体平衡。因此倒行后会觉得腰背部轻松，可使腰痛得到缓解，还能使高血压、胃病等得到改善。

医生的诊疗工作很忙，有时对于体育锻炼是心有余而时间不足，北京的刘弼臣教授对此有很有趣的看法。他认为：每个人由于所处环境不同，对运动二字理解也不相同，运动要依据个人的差异而有所不同。他的工作十分繁忙，他自认为主要运动方式就是看病诊查和书写。他说每治愈一例患儿心中都有说不出的快乐，他认为医疗工作不仅是一项运动，而且还蕴藏着无穷的乐趣。他在运动中得到快乐，在快乐中得到长寿。此外，他自幼在江苏有冷水浴的习惯，虽然二十世纪五十年代末去北京工作，地理和气候条件变了，但冷水浴的习惯却没有变，所以他很少患感冒，身体健强。

第三节 名老中医的练功与按摩等方法

许多名老中医都喜欢练静功，以静坐为主，又称意守，它可以使内脏器官得以休息，减少热量消耗，有利于内脏功能的恢复。北京的刘渡舟（1917～2001年）教授每日静坐调养一小时。他指出：儒释道三教，皆有养生之法，皆主张静坐，叫人放下尘怀，把一团烈火的心冷下来，给心松绑，心得以自在，则神清气爽而真气从之。

河南的翟明义主任医师结合现代生理学指出：养生学非常重视丹田气，气沉丹田，可以达到吐故纳新吸氧排出二氧化碳的目的，能扩大肺活量，血氧量增加则精神饱满，气力充沛，他进一步参考现代生理学说人的肺泡约7.5亿多个，接受呼吸的总面积约130平方米，不运动的人，多数肺泡逐渐萎缩，若经常能做深呼吸吐纳运动，每分钟呼吸约4到5次，每天坚持做15到20分钟就会头脑清醒，生机旺盛。他每天早晨做各项活动的同时配合呼吸吐纳，是深呼吸与动作一体化，既活动了全身关节，又激发了心肺的活动功能，要比单纯去练丹田气优越得多。

辽宁的刘凡教授在练气功的过程中，参考现代生理学知识认为，这是一种意念，是一种语言条件反射，于是就不去单纯追求入静和"丹田热气团"了，而是注意调息、调身、调神三个要素。

陕西的苏文海副主任医师根据多年的练功体会，并参考南北朝、唐代的书籍，认为手按膝部的静坐法有利于上下交通，阴阳平调，有利于心肾相交，既方便老年人锻炼，且功效明显。

甘肃的李少波主任医师青年时期体弱多病，医药无效，后经祖父传授行气导引术，挽回了生命，逐渐祛除了各种难治之症。他总结出健身延年防病治病的方法系真气运行法。因为练功关系，衣着一般比别人单薄，食量较好。因生姜蒜韭菜能引气乱行，为养生家所忌，因此不食。

新疆的杨忠尧副主任医师认为，人的衰老首先表现为眼睛的衰退，视力下降及大脑记忆力减退，因此十分重视护眼与护脑，他在天气晴朗，万里无云的夜晚站立观星，头向后仰，左手向后按住风池穴和玉枕穴，右手向腰部用手背按肾俞穴集中视力观看群星，排除一切杂念，面向东、西、南均可，每晚约10 ~ 15分钟。

国医大师贺普仁（1926 ~ 2015年）教授在51岁时视力下降，经检查出患有轻度的白内障，他未采用药物或手术治疗，而是开始每天在空闲时闭目转眼球，先顺时针转36次；再逆时针转36次。以使局部的经络畅通，气血运行加快。他还在早上洗脸后用食指指肚来回揉搓按摩承泣穴36次，使之有酸胀感。承泣穴是胃经最靠近眼睛的穴位，而脾胃"是后天之本，气血生化之源"，胃经多气多血，按揉这个穴位，能够使脾胃生化的气血更多注入眼睛，保持视力。眼睛得到更多气血濡养，不仅晶状体没有瘀滞，也不容易变形，对预防白内障和老花眼都有帮助。通过坚持这些简单的小动作，贺普仁教授在85岁高龄时还能扎针，看书不戴老花镜，甚至能穿针引线。云南的韩统勋主任医师晚年视力仍很好，他保护眼睛的方法就是每晚睡前做小周天，运掌搵眼及太阳穴。

江苏的施仲安研究员自称在70岁时易患感冒，于是每天睡前和起床后各做一次按摩，方法是用右手劳宫穴对左足涌泉穴，顺时针与逆时针各旋转按摩60次，左手劳宫穴亦如此。此后很少感冒。

第四节　新时代中医高层次的养生思考

一、国运昌盛、科技水平对人能否长寿有重要影响

我们每个人能否健康长寿，不仅取决于个人的养生水平，也与社会发展水平息息相关。祝谌予教授曾指出：当今社会，在市场经济情况下，事事竞争，耗伤心血，但由于生活水平提高，人的寿命与旧社会比，几乎增加一倍。所以，人能长寿与生活水平的关系极为密切。所以，国运昌盛，科技发达，对于大众的身体健康有很重要的促进，但社会竞争的加剧也使得人们的七情内伤更加多见，这需要进一步引导大众学习中医养心理念，适度地调神养性。

二、养生方法不能刻意照搬

基本的养生理念具有普适性，但就具体的养生方法而言，很显然需要依据"三因制宜"的思想去探寻，为个体"量身定做"，切忌鼓吹一套放之四海而皆准的做法。福建的盛国荣教授认为要依据各自的身体条件、生活习惯和周围环境，顺其自然，而不能勉强。所谓萝卜白菜各有所爱，就是强调个体差异性，他既不搬用别人的养生之术，也没有自己的固定的养生计划，只是有着规律的生活习惯。养生犹如八仙过海，不可强求一种模式。

天津的赵恩俭教授认为：有意识的养生不自然，甚至反而有害，养生在于去害，所以，"不以养生为意之养生"是养生的最佳方法，一人的寿限是个未知数。延年益寿不过是安慰剂，想长寿实际上是怕短寿，于是成为精神负担反而造成短寿。他还认为，画山水画是最便于修身养性的方法，古代画家多高寿，所谓"烟云供养"。

浙江的俞尚德主任医师认为对于长寿不要刻意去追求，不要为长寿而去耗费心机，一切顺乎自然力求返璞归真。他认为：诸如散散步等，兴来即去，兴尽即返，如果每日一定要按时去锻炼，反倒是一种自加的压力和负担。

南京的吴考槃教授不泥于古。他说养生与长寿有联系，但并非一回事。他认为养生长寿书籍大部分内容无甚差异，与其在故纸堆中人云亦云，不若自出己意，按自己喜欢的方法去生活。

三、奉献社会的道德观有利于养生

有一些名老中医将济世救人的医学事业与个人的养生需求结合起来，将养生理念提升到高层次的道德境界，例如：浙江的谷振声教授认为一个长寿的人还要有一个科学的人生观。古人称立功立德立言，后人称之为三不朽。他认为，立言是三不朽中最为重要的一着，希望笔之成书，把他个人毕生的中医药学术思想临床经验流传后世。总之，他认为人生于世，应做一些有益于人民的工作，这样长寿才有实际的意义。

国医大师邓铁涛教授指出，积极正确的欲望对养生同样是必不可少，特别是为人类事业发展而生的欲望，乃为欲望之大者，为浩然正气，对养生具有莫大的好处，因此把握好欲望的大小关系，舍小欲、私欲而怀苍生之念，做好求与放的平衡，入世却宠辱不惊，正是养心正道之所在。

江苏的乔仰先主任医师谈到：每当治好一个难病宿疾，或者从学习古籍中得到一些心得，他内心就会感到非常喜悦，即使工作再忙，也不感到疲劳，这实际上也是很好的养生之道。他说他的养生之道很大一部分基于提高医术和认真工作上，认为这也是一大乐事。

总之，"仁者寿"，包括医德在内的道德修养是重要的养神益寿法。心平气和，超越个人私利，将个人的健康长寿与大众的健康长寿结合起来，为人民服务，这是达到更高层次的养生境界的途径。《中庸》云："大德必得其寿。"

四、养生宜早不宜迟

国医大师阮士怡（1917～）教授主要研究心血管病和老年病，他已逾百岁高龄，依然思维清晰敏捷。他认为：动脉硬化是老化和不健康的主要因素。他指出，养生绝不能限于老年，老年人五脏六腑俱已退化，此时养生，为时已晚，养生之道一定要早，从孕胎开始，按时期与年龄进行养生，这样才能保持晚年身体健康。

福建的叶孝礼教授从事儿科专业50余年，他深切地体会到：人的养生应从婴儿开始，如冠心病预防，从小要注意饮食调摄，不食动物内脏，不食肥肉，低盐、少糖饮食等，这样冠心病的发病率自然会减少，如果到了老年血管硬化，再去控制饮食，往往收效甚微，所以说养生之道贵在幼年开始。

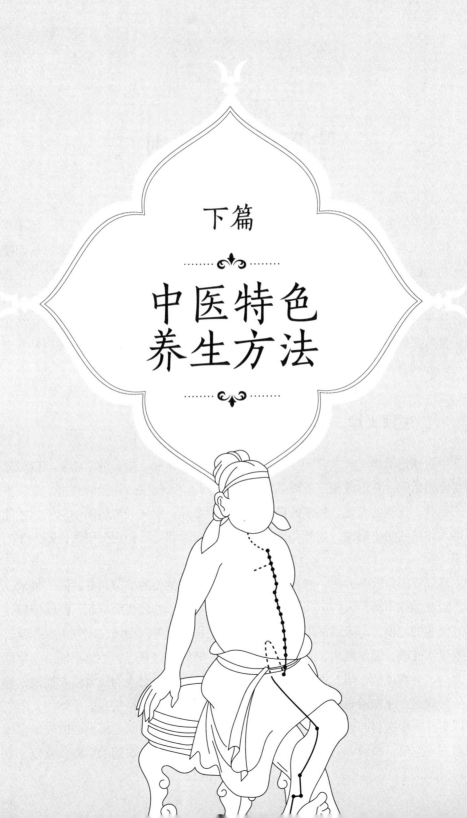

下篇

中医特色
养生方法

第四章
中医学养生法则

中医养生的观念根植于悠久的中华文明中。从中医文化中勤求古训，博采众方，领略保全形体，尽终天年的养生方法，形成正确而健康的养生观念，从而使人体功能健旺、精力充沛、抵御外邪侵袭，真正达到养生保健抗衰之目的。在当代，中医养生思想仍然散发着独有的魅力。当今的中医养生，除了汲取古人智慧，融合传统的儒、释、道的各家理念，中医各派学术思想与各家医药手段，还结合现代预防保健和营养学知识，对养生观念进行了细致的分析，从而形成更符合现代社会需求的养生方法。

一、法则天地，起居有常

中医理论倡导"天人合一""形神合一"的整体观，指人的活动要与自然界的变化相适应，并形成相应的周期性规律。因此，人们应做到起居有常，适应季节的更替、天气的变化、昼夜的更迭、地域的差异，顺从天地阴阳的消长，才能使得人体达到阴平阳秘，内外和谐，从而使生命活动动态稳定而平衡，即人体的健康。

春夏养阳，秋冬养阴。春夏二季是万物复苏与生长的季节，此时阳气轻清上浮，阴气徐徐下渗，人们应当逐渐褪去厚重的衣物，养成夜卧早起，舒畅情志，闲庭漫步的习惯，与天地的阳气交相呼应，使得腠理得以相通，阳气得以疏泄。秋季草木成熟，天急地明，人们应早卧早起，做到安定意志，不急不躁。冬季草木凋落，万物潜伏，阳气逐渐闭藏，阴气开始上升，此时人们应该添衣加被，养成早卧晚起，驱寒避暖的习惯，与天地阴气交相呼应，使得精血固于体内，阴气得以封藏。中医将四季分别与肝、心、肺、肾相对应，因此要根据四时气候合体调养五脏之气，做到春保肝，夏保心，秋保肺，冬保肾。农历的立春、立夏、立秋、立冬前要顾护脾胃，以保障人体五脏六腑运化与自然规律同步。

阳出于阴则寤，阳入于阴则寐。人们应当养成按时就寝的规律，保证每天7～8小时的睡眠时间为宜，养成良好的作息习惯。此外，中医还将脏腑经脉气血运行与昼夜时辰联系起来，即子（23时～1时）、丑（1时～3时）、寅（3时～5时）、卯（5时～7时）、辰（7时～9时）、巳（9时～11时）、午（11时～13时）、未（13时～15时）、申（15时～17时）、酉（17时～19时）、戌（19时～21时）、亥（21时～23时），分别与胆、肝、肺、大肠、胃、脾、心、小肠、膀胱、肾、心包、三焦相对应，并指出各脏腑会在对应的时间进行相应的工作，提示我们要顺应脏腑的生理活动，形成规律的生活习惯。比如丑时是肝脏的活动时间，此时人们应该已经卧床进入睡眠，以维持肝脏功能的正常运行，固护肝阴。再如卯时是大肠的工作时间，所以应该养成晨起规律排便的习惯，清空胃肠的糟粕与积滞等等。

中医倡导因时因地制宜，因此人们要根据环境的改变，自主地调节自己的起居习惯。比如有人出差在外或者异地居住，因为不适应新的生活环境，初期会因时差、气候等改变，身体出现"水土不服"的现象。这时就要求我们要"入乡随俗"，及时调整饮食起居，适应新环境，以求保持人体与自然的和谐状态。

二、膳食合理，养元健脾

中医认为，精气即元气是构成人体的本源物质，是维持人体生长发育、身体活力的决定性物质。而精气的形成一部分由父母所给予的先天之精构成，另一部分是后天从食物中所汲取的营养物质。"饮食入胃，上归于脾"，可知脾胃在精气形成中的重要作用，因此中医倡导养元健脾，是在强调维持精气的充盈状态与脾胃运化功能稳定的重要性，而合理膳食往往能减少疾病的发生，保持人体旺盛的生命力。

中医医家孙思邈主张饮食清淡以调养身体。清淡饮食不仅能促进营养的良好吸收，更有利于促使胃肠功能的协调蠕动，减轻胃肠负担。在素食的基础上，合理地搭配荤腥食物，注重种类与比例的平衡性，既能保证人体所需维生素、蛋白质等物质的摄入，又能有效预防因搭配不当所致的各类疾病。如因过食肥甘厚腻所导致的肥胖、高血压、高血脂等疾病的发生。此外，中医饮食还讲求内在食物与食物之间的配伍关系，功效相近的食物或药物与同类食物配合使用，均作主料，取其协同作用，用于增强中医食疗套餐的效用，称之为相须，如益气五谷中大米、莲子、山药、黑米、大枣配合食用，具有健脾益气的作用；功效相近的食物或药物与同类食物配合使用，不作主料，而作辅料，也取其协同作用，用以协助主料增强中医食疗套餐的效用，称之为相使，如益肺固肾薏苓粥中有薏苡仁、茯苓、粳米，三味同用，取其补肺固肾、利水消肿之功效。

食物在五行理论中被划分为寒、热、温、凉、平五性，酸、苦、甘、辛、咸五味，根据个人体质与生活习惯的不同，对于饮食的搭配也有所差别。比如素体亏虚之人平时可食用甘温补益之品；血虚者宜大枣、阿胶、桂圆等补养阴血，气虚者宜山药、枸杞子等益气养肾，或者泡黄芪代茶饮补气健脾等。季节的变化对食物的选择亦有影响，如春季阳气升发，万物生机勃勃，饮食应以疏散辛凉为主，宜进食香菜、葱、动物肝脏等食物，起到振奋阳气的作用；夏季气候湿热、饮食应以消暑生津为主，宜进食绿豆、黄瓜、苦瓜、西瓜等食物水果；秋季秋高气爽，饮食应以收敛、平补、润肺为主，代表食物为梨、蜂蜜、百合等。冬季气候寒冷，易外感风邪，有损阳气，饮食应以散寒、补阳为主，宜食山药、羊肉、火锅等。

此外，膳食合理还需做到饮食有节，不可过饥或过饱，过饥容易使得脾胃功能虚弱，气血亏虚，导致营养不良，引发低血压、眩晕，甚至厌食等顽固性身心疾病。过饱容易引起宿食积滞，脂肪堆积，出现便秘、腹痛、泄泻、呕吐等症状，诱发肥胖、心脏病、糖尿病、胰腺炎等疾病。同时，中医提倡饮食结构的多样化，不仅体现在肉、蛋、奶、果蔬等种类上，还包括食物流质、半流质、软质、硬质、普通质等形式上，强调避免饮食偏嗜，如寒热偏嗜，五味偏嗜，食物偏嗜等。若过分偏食寒凉食物（冷饮、冰啤等），容易损伤脾胃阳气，出现腹痛，泻痢等；如过分偏食辛热温燥食物（辣椒、葱、姜、蒜等），容易滋生胃肠积热，出现口臭、腹痛、便秘、便血，甚至形成痔疮；若过食肥甘厚腻，如嗜酒成性，容易酿生湿热，聚生痰湿，出现目赤红肿，口干舌燥、皮肤生疮、发生肥胖、消渴、中风等病变。

三、运动导引，劳逸结合

中医运动养生俗称运动导引，要求动静结合，形与神俱，主张修身与养性，躯体与精神的高度统一，它将养生保健，防病治病的医学思想与人民长期对自然探索的实践相结合，逐步形成了一种科学规律，保健娱乐的大众化的健康活动。中医运动养生注重精、气、神的培养，主张运动时通过吐纳天地精气，打通全身血脉，固束周身筋骨，集中心志，以达到体育锻炼，防治疾病的目的。

　　传统的养生运动包括五禽戏、易筋经、太极拳、太极剑、八段锦、动功、静功等，不同体质的人群选择不同的运动方式进行锻炼。如平和体质的人群，一般常见的运动方式都可以进行锻炼；阴虚体质的人群多体瘦且多火，情绪较为急躁，应选择如太极拳、八段锦、气功、易筋经等中小强度、间断性的身体锻炼，以达到平意静心的目的；阳虚体质的人群多较怕寒，易受风寒侵袭，锻炼时要多注意保暖避寒，可选择在上午以及日照充足的地方进行动功或者适当的短跑和跳跃运动；气虚体质的人群多少气懒言，可以选择慢跑、散步、静功等运动的方式以达到养气、补气的目的；痰湿体质的人群一般体型较为肥胖，易疲倦，一般选择中小强度较长时间的运动，如保健功、站桩功，做一些蹲起之类的活动。传统运动养生是一类通过调身、调息、调心的综合养生方式，有报道指出，该类运动能改善机体血液循环功能，增强机体的免疫力，调节中枢神经系统，并能显著降低心血管疾病的风险以及老年痴呆症的发病率。

　　现代的养生运动更多地融入了外来的养生元素，比如来自西方的运动器材健身、高尔夫，来自印度的瑜伽，以及游泳、健步走、慢旅行等方式。值得一提的是，这些运动的理念与传统养生运动都有相似之处，他们都主张通过安全的运动方式舒缓情绪，释放压力，调理身心，益气调息，养成健康的生活态度，达到既定的养生效果。当然，无论运用何种方式进行活动，只要从容淡定，形成一种自觉的习惯，持之以恒，循序渐进，例如饭后百步走，都会有所收获。

　　养生运动也要讲求劳逸结合，中医认为，久视伤血、久立伤骨、久行伤筋属于过劳，而久卧伤气、久坐伤肉则属于过逸。合理的养生运动，是寻找适合自己的运动方式，养成规律的运动习惯，遵循适度的原则，从而揭示出生命在于动，也在于静的哲理，"流水不腐，户枢不蠹"就是这个道理。

四、因人制宜，个性发展

　　因人制宜是中医理论中"三因制宜"的原则之一，尊重人的个体差异，注重人的个性发展，是中医学一大特征，也是中医辨证论治，对于疾病生长转变、遣方用药规律的具体体现。历代医家重视人体的差异性，在对人的体质分类方面提出了不同的分类方法，比如阴阳两分法、木火土金水五分法、九分法等等。王琦教授提出的体质九分法，其中包括平和质、气虚质、阴虚质、阳虚质、痰湿质、湿热质、瘀血质、气郁质、特禀质等9种基本类型，被广泛应用到中医养生方面，指导养生的行为与方式。

良好的养生方式是有一个清楚的自我识别与自我认知,辨清自己的体质类型,明确自己的不足,然后制定合理且属于自己的计划与方向,调整心态,调养生活,走出一条属于自己安全、个性的健康之路。

五、怡情养性,调畅情志

中医向来注重精神情志异常变化对健康的影响,认为喜、怒、忧、思、悲、恐、惊七情活动与五脏有密切的联系,分别有心在志为喜,肝在志为怒,脾在志为忧,肺在志为悲,肾在志为恐,情志活动以脏腑精气为物质基础,五脏功能活动正常,则人的情志活动才能正常。人的活动有节制才能调节内在脏腑气机,如喜能使人心情舒畅,气血调达,营卫通利,怒而不暴,能发泄郁闷之气,使肝气疏泄调达,常思而能做到有劳有逸,则思维敏捷,而又不影响脾胃正常功能,仍能保持良好的食欲。这就要求我们在日常的生活工作中学会调摄情志,保持恬淡虚无的心态,做到养心安神,精神内守。

恬淡虚无,即清心寡欲,乐观健康,就是要培养良好的道德修养,高尚的个人情操,豁达的处事态度,积极的自我调节能力。道家认为,致虚极,守静笃,中医养生学主张守静为主,静中求动,以博大的胸怀容纳世间万物,冰释一切烦恼,淡泊名利,宁静致远,同时学会规避极端情绪的刺激。喜伤心,怒伤肝,思伤脾,悲伤肺,恐伤肾,宁心修身,保持形神健全。如若遇到悲痛,焦虑,挫折等不良情绪,可选择转移注意力,言语开导法,换位思考法,音乐治疗法等和畅情志,疏泄心情,及时调节情绪进行自我排解,并在平时生活中加强意志力的培养,提升心理素质与抗压能力,把不良情绪的影响降至最低。

古人怡情养性的方法多种多样,《养老亲书》记载:"谈义理字、学法贴字、澄心静坐、益友清淡、小酌半醺、浇花种竹、听琴玩鹤、焚香煎茶、登城观山、寓意弈棋……",这些活动均体现了古人回归自然,崇尚自然的理念。这样的修身养性的方式在科技发展如此迅速的今天仍有重要的借鉴意义,它提示人们,在快节奏的浪潮里,放慢自己的脚步,放松自己紧绷的神经,不仅能维持自己身体的健康,还能让自己接下来的生产活动更高效高产。

六、科学养生,切忌盲从

随着时代的发展,人们工作压力的增加,人口老龄化的推进,以及各种急慢性病对人们身体健康的潜在威胁，养生逐渐成为一种驱除疾病、为健康保驾护航的事业。中医养生因其独特而丰富的理论体系与有效治疗方法，使得人们对中医养生得到广泛的关注。然而，各种有关养生产业、节目、书籍的大量出现，良莠不齐，混淆了人们对于真正的中医养生理论的认知，甚至许多本不属于中医养生的知识与方法冠之以名，在宣传或治疗出现偏差后，归咎于中医，严重损害了中医的形象。

当前中医养生产业蓬勃发展，但也存在诸多问题。比如市场监管体制不够健全，市场不规范，监督力度薄弱，导致真正的养生专家的权威降低，老百姓受欺骗，像张悟本"绿豆治百病"的观点，极大地损害了老百姓的利益。再有，从事中医养生的人员素质参差不齐，大多属于岗前培训，并没有真正的医学专业知识，这不仅影响了养生服务的质量，更有甚者威胁着人们的生命安全。此外，有一部分老百姓偏听偏信，认为养生就可以治疗一切疾病，所以在生病时不选择就医，而选择去某些所谓的养生机构"养生"，这对于自身的生命健康也是极不负责的。

因此，在选择养生方法时，一定要有清醒的头脑，选择权威正确的养生方面的书籍进行购买和阅读，对于那些偏离中医理论的养生之道，将养生"神圣化"的书籍，要持有摒弃的态度。正确对待市面上的养生保健产品，切莫轻信华丽的广告和宣传，在使用相关保健产品前，应当咨询专家或医师，在其指导下合理使用。选择有从业资格的正规医院或者养生保健机构进行相应的养生活动，在力求保证自己生命安全的前提下，强身健体，延年益寿。还有一点，正确认识养生的含义，不可自行将养生和治病画等号，生病就医是常识，更是自己进行养生最大的前提。

第五章
中医养生方剂

　　方剂是中医学在辨证审机，确立治法的基础上，按照遣药组方原则，确立药物、处方、剂量、剂型，搭配成方以治疗或预防疾病，因此方剂和药物是中医药的重要组成部分。古人历来重视研究治法与配伍规律对于临床实践的重要作用，早在战国便出现现存第一部医方专著《五十二病方》。东汉张仲景创造性地融理、法、方、药为一体，撰写《伤寒杂病论》，被誉为"方书之祖"。孙思邈著《备急千金要方》，载方 7500 余首，更加丰富了方剂的应用与流传。此后方剂配伍不断发展，如成无己著有我国第一部详析方剂理论专著《伤寒明理论》，汪昂创立了方剂综合分类方法，以及政府鼓励方剂专著如《普济方》的修订，极大地推动了方剂从治则治法、配伍组成、剂量剂型等方面的日臻完善与成熟。

第一节　什么是中医养生方剂

　　中医养生方剂遵循方剂及药物的组成、配伍原则，其中，治法是方剂遣方组方的前提和依据，主要包括汗、吐、下、和、温、清、消、补八法。配伍主要根据病情轻重及药物性能，依照相须、相使、相反、相成等法则将两味或者两味以上的药物搭配使用。方剂中的药物根据其治疗作用分为君臣佐使，其中君药针对主症起主要治疗作用，臣药针对兼症起主要治疗作用或对君药起辅助作用，佐药起次要的治疗作用，使药引经直达病所。

　　生长壮老已是生命发展的必然规律，健康长寿是古今中外人们普遍追求的美好夙愿，历代医学家不断探求延年益寿的方法，研究中医养生抗衰方剂与药物组成，总以顺应四时法度，顾护身体阴阳为宗旨，达到尽其天年的目的。纵观古今轻身、延年、益寿等养生类方剂，以补益类药物居多，药物组成也多具有益肾填精、顾护脾胃、补心安神等功效。《内经》认为肾乃先天之本，元阴元阳之所居，因此肾气旺盛，精气充盈则可延缓衰老，身体强健。张仲景承袭《内经》"五行脏象"理论，提出"四季脾旺不受邪"等治未病理论，强调脾胃气盛对于疾病防治的重要性。孙思邈重视心神保养以休养生息，在"养性篇"的54首方剂中，安神补心类方剂达15首，占总方剂数的27.8%。同时，养生方剂兼有调和营卫，顾护阴阳的作用，因"药食同源"，故以食疗方法能达到保持正气充盛的功效，即补阴补阳，补气补血，如体虚平时可取"糜粥自养"，或以蜂蜜、牛乳、羊肉、羊骨、羊肝等组织调补气血，以当归、黄芪、肉苁蓉、枸杞、麦冬等养阴补精。现代中药药理学研究表明，养生类方剂与药物可通过增强机体免疫功能，改善机体核酸代谢，或作为抗氧化剂控制自由基活性来发挥抗衰老的作用。

养生方剂主要以温补法为主，药物配伍主要以补益气血阴阳多用，再根据病情佐助以其他药物。因养生方剂多以"缓治"为主，故在制法及服法上汤剂、膏剂、丸剂、粥剂等剂型占绝大部分，体现了"先安未受邪之地"等治未病及补虚的思想，又因汤剂力强见效较快，丸剂力缓不易产生毒副作用，膏剂性平，因势利导可长期服用，体现"以蜜为丸，又佐枣膏和汤服，以缓和其峻烈之性"为意。再者，该类方剂对于汤剂制备也有一定的要求，在容器的选用上一般用砂锅、瓦罐或陶瓷器皿，煎煮前须浸泡20～40分钟，一般用文火慢煎，能促进药物有效成分的充分释放。对于特殊的药物需注意有特定的煎煮方法，如阿胶、鹿角胶等胶质类药物需要烊化，琥珀、芒硝类难溶于水的药物需要冲服，某些贵重药材也需要另煎或研末冲服，矿物、介石类药物需要先煎，对于钩藤等芳香类药物需要后下等等。此外，更要注意药物服用的时间，补益剂大多需要空腹服用，安神类药物需要睡前服用，对胃肠有刺激性的药物需饭后服用。

第二节　家庭常用养生方剂

养生类方剂在使用时根据病人体质状况，病情进展，四季变化及药物性质而定，一般适用于年老体虚，或体弱多病久病，气血阴阳失调，或脏腑功能衰弱之人，以慢性虚损性、退行性疾病，病情进展缓慢或相对稳定较为适宜。因时进补，即以"春夏养阳，秋冬养阴"为养生原则，应四时之春生、夏长、秋收、冬藏的自然变化规律而进行的因时而补例证。因此在服用该类药物时应谨遵医嘱，切不可随意自服或改变，要具备辨别正误的能力，摒弃错误认知，以实事求是的态度去认识养生，从而达到延年益寿的目的。本节对养生类方剂作了系统梳理，列举了常用的家庭养生方剂。

一、强身健体、益气补血

脾主运化，是气血生化之源，为后天之本，肾主藏精，主人体生长发育，为先天之本，二者之间存在"先天生后天，后天养先天"的关系。肺主一身之气，人体的呼吸运动都要通过肺的呼浊吸清，吐故纳新，完成体内外气体的交换。三者协同发展，保证人体气血精液的正常运行。且脾主一身肌肉，肾主骨生髓，均依赖于气血精液的充盈。若因先天不足，后天失养，伤及肺、脾、肾三脏，往往出现腰膝酸软、形寒肢冷、精神疲乏、少气懒言、食少纳差，此时应予以健脾益肾养肺为主；久之甚至会耗伤精血阴液，虚火上炎，表现出手足心热、眼目眩晕、低热、颧红、盗汗等症状，应以滋阴清热，养阴生津为主。

八珍汤   （《瑞竹堂经验方》）

组　　　成： 当归、川芎、熟地黄、白芍药、人参、炙甘草、茯苓、白术各30g。

制作与用法： 加水300ml，生姜5片，大枣1枚，煎至200ml，去渣服用。

功效与应用： 补益气血。适用于面色苍白或萎黄，头晕目眩，四肢倦怠，气短懒言，心悸怔忡，饮食减少者。

金匮肾气丸   （《金匮要略》）

组　　　成： 干地黄240g，薯蓣120g，山茱萸120g，泽泻90g，茯苓90g，牡丹皮90g，桂枝30g，炮附子30g。

制作与用法： 上为末，蜜为丸。1次6～10g，1日2次。

功效与应用： 温补肾阳、化气行水。适用于肾虚水肿，腰膝酸软，小便不利，畏寒肢冷者。

补中益气丸 （《内外伤辨惑论》）

组　　成： 炙黄芪 200g，党参 60g，炙甘草 100g，白术（炒）60g，当归 60g，升麻 60g，柴胡 60g，陈皮 60g。

制作与用法： 上为末，蜜为丸。1 次 6 ~ 10g，1 日 2 次。

功效与应用： 补中益气，升阳举陷。适用于头晕目眩，视物昏花，气短乏力，语声低微，肢体困倦，纳差便溏，脱肛，子宫脱垂等症。

注　意 阴虚火旺以及实证发热者禁用；肾元虚惫者忌用。

无比山药丸 （《千金要方》）

组　　成： 山药 80g，杜仲、菟丝子各 30g，五味子 130g，肉苁蓉 120g，茯神、巴戟天、牛膝、山茱萸、干地黄、泽泻、赤石脂各 30g。

制作与用法： 诸药为末，炼蜜为丸，如梧桐子大。每次 6 ~ 9g，每日 2 ~ 3 次，温酒送服。

功效与应用： 健脾固肾、调整脏腑。适用于脾肾不足，五劳七伤，头晕目眩，瘦弱无力，腰脊酸痛者。

生地黄精粥 （《中医药膳与食疗》）

组　　成： 生地黄 30g，黄精 30g，粳米 30g。

制作与用法： 先将前两味水煎去渣取汁，用药汁煮粳米为粥，早晚服。食时可加糖少许。

功效与应用： 滋阴清热、补气养血、填髓助骨。凡诸因所致阴阳气血不足者，都可服食。

二、健脑填髓、补肾益智

肾精生髓，聚而成脑，脑髓的充盈依赖于肾精的充养，髓海盛则思维敏捷，智力聪慧，精神饱满，反之可见头发花白，记忆力、理解力衰退，小儿智力低下，老年痴呆等症。同时，肾中精气是人体生长发育的物质基础，肾精充盛，人体生长发育迅速，才会出现齿更发长，促进人体功能的成熟，若精气不足，则会有小儿发育迟缓，骨弱无力，身材矮小，体质较弱，或者某些器官发育不全；成人可见骨质疏松，腰膝酸软，容易发生骨折等等。因此要注意养肾固精、益智填髓。

龟鹿二仙胶　　　　　　　　　　　　　　　　　　　　　　（《医便》）

组　　　成：鹿角 5000g，龟甲 2500g，人参 450g，枸杞子 900g。
制作与用法：上用铅坛熬胶，初服酒服 4.5g，渐加至 9g，空腹时服用。
功效与应用：滋阴填精、益气壮阳。适用于腰膝酸软，形体瘦削，两目昏花，发脱齿摇，阳痿遗精，久不孕育人群。

彭祖延年柏子丸　　　　　　　　　　　　　　　　　　　　（《千金翼方》）

组　　　成：柏子仁 200g，蛇床子、菟丝子、覆盆子各 100g，石斛、巴戟天各 75g，杜仲、茯苓、天冬、远志各 90g，天雄 30g，续断、桂心各 45g，菖蒲、泽泻、山药、人参、干地黄、山茱萸各 60g，五味子 150g，钟乳粉 90g，肉苁蓉 180g。
制作与用法：捣筛炼蜜和丸，1 日 2 次。
功效与应用：强心智、补肾阳。适用于肾精不足，脑髓失养的老年健忘者。

三、美容养颜、乌黑须发

健康人面色红润，富有光泽，若面色苍白或枯黄，颜面皮肤皱纹，或见有黄褐斑、蝴蝶斑等色素沉着，可称之为容颜无华，其主要原因是血虚不荣、肝肾虚亏、肝气郁滞、瘀血阻络等。经常服用滋肾调肝、养血滋阴、理气祛瘀或清热凉血之品，能润肌泽肤、养容养颜，使气血充沛、精神饱满。中医认为"发为血之余"，肾藏精，"其华在发"，故发之生长与脱落、润泽与枯槁、稀疏与浓密，全赖于肾精之充养和阴血之滋润。中医典籍记载："若血气虚，则肾气弱，肾气弱，则骨髓枯竭，故发白"。所以，若头发干枯无泽、稀疏脱落或须发早白，宜经常食用具有滋补肝肾、养血填精功能之品。

美容润肤增白方 　　　　　　　　　　　　　　　　（《千金要方》）

组　　成：牡蛎 100g，土瓜根 30g。

制作与用法：以上 2 药共捣研成细末，加入白蜜调和。每晚洗脸后涂面，第二日晨起洗去。用药期间避免日晒。

功效与应用：补益肝肾、润燥美颜。

核桃仁驻颜方 　　　　　　　　　　　　　　（《慈禧光绪医方选议》）

组　　成：核桃仁、小红枣各 60g，杏仁（去皮）、酥油各 30g，白酒 1500ml。

制作与用法：先将酥油、白蜜入酒中和匀，然后将其他 3 种药物研碎放入酒内，密封 3 周后即可饮服。每次 10ml，每天 2 次。

功效与应用：益气、养血、养颜。

红枣润肤汤 　　　　　　　　　　　　　　　　　　　（经验方）

组　　成：薏苡仁 6g，桂圆 10g，芡实 6g，莲子 10g，山药 5g，红枣 6 枚。

制作与用法：将以上 6 味中药洗净，把薏苡仁、芡实、莲子放入锅中，倒入 800ml 清水，煮熟。接着放入桂圆、山药、红枣，继续熬煮 15 分钟。取冰糖适量，即可食用。

功效与应用：养血和血、润肤美容。适用于腹泻、水肿、气血不足之人。

美髯丸　　　　　　　　　　　　　　　　　　　　　　（《医方集解》）

组　　　成： 何首乌 200g，茯苓 50g，牛膝 20g，当归 25g，枸杞子 35g，
　　　　　　菟丝子 35g，补骨脂 120g。

制作与用法： 诸药炼成水丸，口服。

功效与应用： 滋补肝肾、乌须黑发。

白发乌发丸　　　　　　　　　　　　　　　　　　　　　　（经验方）

组　　　成： 生地 100g，何首乌 200g，墨旱莲 200g，女贞子（酒蒸）
　　　　　　150g，黑芝麻 500g，黑豆（微炒）500g，桑椹子 200g，桃
　　　　　　仁 80g，丹参 80g，当归 100g，补骨脂 150g，红花 50g。

制作与用法： 以上诸药炼成水丸，口服。

功效与应用： 滋阴健脑、养血乌发。适用于各类头发花白的人群。

四、美体塑形、祛痰化湿

　　中医学认为，肥胖多因过食肥甘厚腻，缺乏运动，以致水饮痰湿瘀滞，体内膏脂异常堆积，产生头晕乏力、神疲懒言、少动短气、困倦嗜卧等症状。因此宜益气健脾、祛痰化湿，既可消除脂肪、轻身健体，又可美体瘦身、增长体力。

瘦身饮　　　　　　　　　　　　　　　　　　　　　　（经验方）

组　　　成： 决明子、山楂、丹参各 15g，生薏仁、茯苓、白术、络石藤、泽泻、
　　　　　　陈皮、桑白皮、大腹皮、冬瓜皮、厚朴、槟榔、莱菔子、六神曲、
　　　　　　夏枯草各 10g，番泻叶 6g。

制作与用法： 除番泻叶为浸液外，其他药均为水煎。每剂 200ml，早晚 2 次
　　　　　　分服，4 周为 1 个疗程。

功效与应用： 适用于由于热量摄入超过消耗而引起脂肪组织堆积形成的单纯
　　　　　　性肥胖的患者。

七珠健美茶 （《中国药茶》）

组　　成： 珠茶、山楂、夏枯草、菊花、莱菔子、陈皮、三七、谷芽、党参、人参叶、草决明。

制作与用法： 以上诸药等份包为茶剂，每包 9g。每日 2 ~ 3 次，开水冲服。

功效与应用： 适用于肥胖兼有消化不良、精神疲倦等症的患者。

降脂饮 （经验方）

组　　成： 枸杞 10g，何首乌 15g，草决明 15g，山楂 15g，丹参 20g。

制作与用法： 以上诸药等份包为茶剂。每日 2 ~ 3 次，开水冲服。

功效与应用： 活血化瘀、瘦身减肥。适用于肥胖兼有高血压、高血脂的患者。

五、聪耳明目、补益肝肾

肝在窍为目，主视物的功能，因此目的视觉功能主要依赖于肝气的疏泄与肝血的充养。若肝的疏泄不利，则见两目肿痛，目珠转动不灵活，或头目眩晕；若肝血不足，则可见两目干涩，视物昏花或夜盲。肾在窍为耳，主听力的功能，耳的听觉功能主要与肾中精气的盛衰有密切的联系。只有肾精充足，耳有所养，人的听力才能维持正常。若肾中精气不足，髓海空虚，耳失充养，可见听力衰减、耳鸣，甚至耳聋等等。因此，要使耳目聪慧不衰，须提高肝肾功能质量，补肝益肾。

杞菊地黄丸 （《麻疹全书》）

组　　成： 熟地黄 24g，山茱萸 12g，干山药 12g，泽泻 9g，茯苓 9g，牡丹皮 9g，枸杞 9g，菊花 9g。

制作与用法： 上方药制为蜜丸，亦可作汤剂，水煎服。水泛丸：成人每服 9g，每日 2 次，空腹温开水送服。

功效与应用： 滋补肝肾。适用于肝肾阴虚引起的头晕目眩，耳鸣，视物昏花，两目干涩之人。

菊花龙井茶 （《饮食疗法》）

组　　成： 甘菊 10g，龙井茶 3g。

制作与用法： 去除菊花和茶叶的杂质，共放入茶杯内，白开水冲下，加盖泡 10 分钟后服。每日 1 次，时时饮服。

功效与应用： 明目清肝。

三子明目煎 （经验方）

组　　成： 菟丝子、沙苑子各 15g，车前子 10g。

制作与用法： 车前子纱布包好，三药同煎，去渣取汁。分早晚服，每日 1 剂。

功效与应用： 补肝养血、聪耳明目。适用于中老年人肝肾亏虚之两眼昏花，头晕耳鸣等症。

耳聋左慈丸 （《重订广温热论》）

组　　成： 熟地黄 24g，山茱萸 12g，干山药 12g，泽泻 9g，茯苓 9g，牡丹皮 9g，石菖蒲 45g，磁石 90g，五味子 15g。

制作与用法： 上为细末，炼蜜为丸，每服三钱（9g），淡盐汤送下。

功效与应用： 滋阴益肾，潜阳通窍。适用于因肝肾亏虚，虚阳上扰所致的头晕目眩，耳聋耳鸣。

六、安神定志、补养气血

中医认为，神安则寐，神不安则不寐，而营卫阴阳的正常运作是心身调节的基础。心主神明，脾主统血，心神交合，气血充足，阴阳调和，则神志安宁。若气血不足，心失所养，则会出现神不安宁，发为不寐、少寐、多梦，甚至出现心悸等症，严重影响人们的日常生活与工作。因此要注意补养气血、养心安神。

安神茶 （《慈禧光绪医方选议》）

组　　成： 龙齿 9g，石菖蒲 3g。

制作与用法： 将龙齿煅过并研碎，石菖蒲切碎。每次服 1 剂，每日 1 次，水煎代茶饮。

功效与应用： 宁心安神。

酸枣仁汤 （《金匮要略》）

组　　成： 炒酸枣仁 30g，茯苓 6g，知母 6g，川芎 6g，甘草 3g。

制作与用法： 水煎服，每日 1 剂，3 次分服。

功效与应用： 养血安神、清热除烦。适用于虚劳虚烦不得眠，心悸盗汗，头晕目眩，咽干口燥之人。

天王补心丹 （《校注妇人良方》）

组　　成： 生地 120g，人参、玄参、茯苓、丹参、远志、五味子、桔梗各 15g，当归身、天门冬、麦门冬、柏子仁、酸枣仁各 60g。

制作与用法： 以上为末，炼蜜为小丸，朱砂为衣，每服 9g，温开水送下。

功效与应用： 养心安神。适用于阴亏血少而产生的虚烦心悸，睡眠不安，精神疲倦，梦遗健忘，不耐思虑之人。

桂圆膏 （经验方）

组　　成： 龙眼肉（桂圆）、大枣各 500g，阿胶 100g。

制作与用法： 龙眼肉研细末，大枣去核捣如泥状，阿胶击碎。三药共置锅内，加水适量慢火煎熬，以冷却成膏为度。每服 20g，日三服。

功效与应用： 健脾、养血、安神。适用于中老年人心脾两虚之心悸，怔忡，失眠，健忘。可兼见体虚乏力，四肢倦怠等。亦可用于更年期综合征。

七、延年益寿、补肾健脾

生、长、壮、老是机体遵循的由生长发育、不断壮大到衰老死亡的自然规律，这一过程与肾中精气的盛衰关系密切。肾中精气包括"先天之精"和"后天之精"，前者指禀受于父母的生殖之精，后者指由脾胃运化生成的水谷精气。先天之精有赖于后天之精的培育充养，后天之精依赖于先天之精的活力资助，两者相辅相成，密切配合而组成肾中精气，主司人体的生长发育、生殖和衰老。由于遗传、环境、情绪、疾病、不良生活习惯等各种因素的影响，使人的衰老速度、寿命长短有很大差异。因此主要采用补肾健脾的办法，充实肾精，从而达到延缓衰老的目的。

延龄丸 （《杨氏家藏方》）

组　　成： 肉桂、补骨脂、肉苁蓉、巴戟天、菟丝子、楮实子、覆盆子、天雄、生地黄、枸杞子、牛膝、山药、胡桃仁、黑芝麻、酸枣仁、柏子仁、茯苓、人参、菊花、五味子各100g。

制作与用法： 诸药共研为末，炼蜜为丸，或以枣肉为丸，每丸重6～9g。每次1丸，每日1～2次，温酒送服。

功效与应用： 温肾壮阳、添精益髓。适用于肾阳不足，精髓空虚，形体畏寒，腰膝酸软，倦怠乏力，眩晕心悸，失眠健忘，阳痿遗精者。

还少丹 （《仁斋直指方》）

组　　成： 山药、牛膝、茯苓、山茱萸45g，远志、五味子、巴戟天、肉苁蓉、小茴香、杜仲、枸杞子、枳实、续断、熟地黄各30g。

制作与用法： 诸药为末，蜜丸如梧桐子大。每次30丸，每日3次，温酒或盐汤下。水泛丸，6～12g，每日2～3次。

功效与应用： 补虚劳、益心肾、生精血。适用于虚损劳伤、心肾不足之未老先衰，腰膝酸软，失眠健忘，眩晕倦怠，遗精阳痿者。

不老丹 （《儒门事亲》）

组　　成：苍术（米泔水制）、生地2000g，何首乌、地骨皮各1000g，桑椹汁适量。

制作与用法：诸药为末，用桑椹汁浸泡，使桑椹汁高出药棉三指，用纱布覆盖。日晒夜露，干透后研为细末，炼蜜为丸，如梧桐子大。每服60丸，每日2～3次。

功效与应用：燥湿健脾、补肝益肾、乌须驻颜、明目延年。适用于老年人脾胃虚弱，肝肾不足，头晕头胀，耳鸣目眩，须发早白，面色苍白或萎黄，形体消瘦，筋骨酸楚，关节不利者。

延寿散 （《中藏经》）

组　　成：黄精30g，苍术30g，天门冬20g，松叶40g，枸杞子30g。

制作与用法：上药共研细粉，装胶囊或和蜜为丸，每次9g，分早晚2次，温水送服。

功效与应用：养脏气、益年寿。适用于体虚之人和常人欲求长寿者，多用于体倦乏力，饮食减少，头晕目眩，腰膝酸软等。

抗衰延寿方 （经验方）

组　　成：生地5g，麦门冬5g，枸杞子5g，杜仲5g，覆盆子5g，红参1g，肉桂0.5g。

制作与用法：水煎服，每日1剂，早晚2次分服。

功效与应用：益肾健脾、养阴生精、延缓衰老。适用于阴精不足引起的腰膝酸软无力，气血不足之人。

> **枸杞根散**　　　　　　　　　　　　　　　　　　　（经验方）
>
> **组　　成**：地骨皮 500g，小麦 50g。
>
> **制作与用法**：上药共研细粉，每日早晚各服 3g。
>
> **功效与应用**：养性、延年益寿。

八、消食化积、健脾和胃

脾主运化食物，胃主受纳、腐熟水谷，二者一升一降，将饮食化生为人体所需的精微物质，输送到五脏六腑，以充养四肢百骸。脾胃运输功能正常，则人的精力充盛，抵抗力强。若脾胃功能失调，首先影响食欲，导致纳差、呕吐、恶心、呃逆等症，还会发为胃痛，泄泻，大便秘结，胃脘不适等病症。因此要注重脾胃功能的健康，健脾和胃、消食化积。

> **甘露茶**　　　　　　　　　　　　　　　　　（《古今医方集成》）
>
> **组　　成**：陈皮 120g，乌药、炒山楂、姜炙厚朴、炒枳壳各 24g、炒麦芽 3g，麸炒六神曲 45g，茶叶 90g。
>
> **制作与用法**：先将陈皮用盐水浸润炒干，与其他药材共研为粗末，和匀过筛，分装，每袋 6g。每次 1 袋，加鲜姜片 1 片，开水泡服。
>
> **功效与应用**：消食化积。适用于食积中滞引起的脘腹闷胀、不思饮食以及水土不服等症。

> **保和丸**　　　　　　　　　　　　　　　　　　（《丹溪心法》）
>
> **组　　成**：山楂 180g，神曲 60g，半夏、茯苓各 90g，陈皮、连翘、莱菔子各 30g。
>
> **制作与用法**：上为末，炊饼丸如梧桐子大，每服七八十丸，白汤送服。现代用法：共为末，水泛为丸，每服 6 ~ 9g，温开水送服。
>
> **功效与应用**：消食和胃。用于饮食不节，暴饮暴食所致的食积证。

枳实导滞丸 （《内外伤辨惑论》）

组　　成：大黄30g，炒枳实、神曲各15g，茯苓、黄连、白术各9g，泽泻6g。

制作与用法：共为末，水泛为丸，每服6～9g，食后温开水送入，每日2次。

功效与应用：消食导滞、清热祛湿。适用于因湿热食积所致的脘腹胀痛，下痢泄泻，或大便秘结，小便短赤之人。

健脾丸 （《证治准绳》）

组　　成：白术75g，木香、黄连、甘草各25g，茯苓60g，人参45g，神曲、陈皮、砂仁、麦芽、山楂、山药、肉豆蔻各30g。

制作与用法：糊丸或水泛为丸，每服6～9g，温开水送下，每日2次。

功效与应用：健脾和胃、消食止泻。适用于脾胃虚弱，食积内停引起的食少难消，脘腹痞闷，大便溏薄之人。

香砂养胃丸

组　　成：木香、砂仁、白术、陈皮、茯苓、制半夏、醋香附、炒枳实、白豆蔻、姜厚朴、藿香、甘草。

制作与用法：每服6～9g，温开水送服。

功效与应用：温中和胃。适用于胃阳不足、湿阻气滞所致的胃痛、痞满，症见胃痛隐隐、脘闷不舒、呕吐酸水、嘈杂不适、不思饮食、四肢倦怠。

大山楂丸

组　　成：山楂、炒神曲、炒麦芽。

制作与用法：每次1～2丸，1日1～3次；小儿酌减。

功效与应用：开胃消食。适用于食积内停所致的食欲不振,消化不良,脘腹胀闷。

第六章
四季节气养生

第一节　春季节气养生

春季包括立春、雨水、惊蛰、春分、清明、谷雨 6 个节气，历时农历一、二、三月，是自然界推陈出新、生命萌发的季节，历代医家尤其重视春季养生，以调理身体顺应四时之变。

《素问·四气调神大论》中对于春季养生的整体原则进行了系统全面的概括："春三月，此谓发陈。天地俱生，万物以荣，夜卧早起，广步于庭，被发缓形，以使志生，生而勿杀，予而勿夺，赏而勿罚，此春气之应，养生之道也。"人们从生活起居、运动健身、精神调摄等诸多方面，围绕春季"万物生发"的特点进行调养，否则就可能会有"伤肝，夏为寒变，奉长者少"及"逆春气，则少阳不生，肝气内变"。

1 - 起居有常，以绝外邪之患

春季天地俱生，万物发陈，应晚睡早起，多活动，使神智充沛而旺盛于外，以应春季升阳之气。《老老恒言》中提到："时至子，阳气渐长，熟睡所以养阴也"，意思是说子时天地万物都应该处于安静熟睡的状态，否则既伤阳气又不利于养阴，所以需要子时（晚上 11 点）前入眠，公鸡鸣叫前时间（晨起 5 点）左右起床为佳。

春季阳气生发，人体腠理较为疏松，加之气候变化无常，外邪易侵袭人体而导致疾病的发生。俗话说"春捂秋冻"，此时要特别注意防寒保暖。另外，春日宜使阳气外行和生发，在着装方面要使体表处于温暖的感觉，使腠理微开、微微出汗。

2 - 调情怡性,以畅升降之机

肝主疏泄,在志为怒。而在中医脏象学说中提出,春季与肝相应,良好的情绪有助于肝气疏泄。如果肝气升发无力或郁而不发,易导致心情低落、抑郁等病症的发生。因此人们春季要使心情保持愉快,切忌情志沉闷忧郁,令意志生发,胸怀开畅,使万物生机,以应春日养生之道。

3 - 饮食有节,以促生升之气

春季饮食应适量适度,不宜吃生冷寒凉、难消化之品,以免损伤脾胃初生阳气。不宜过度饮酒,也不宜吃动物肝脏。根据五行学说,春季应减少食用酸性收敛的食物,更多进食甘甜味食物,同时适当进食辛味生发之物以使升气机通达升发,但不可食用大辛大热之品。

一、春季节气养生之──立春

立春是我国一年中第1个节气,在每年的公历2月4日前后。立春时,天气乍暖还寒,气温高低变化无常,但气候仍以风寒为主,尤其初春,更是多风。

1 - 起居养生

虽已立春,气温仍然偏低,且昼夜温差变化大,防风保暖仍是此时养生的重点,俗语里有"春捂秋冻,百病难碰"的说法,这个季节里人们不应急于脱去冬衣,而是依旧要注意防寒保暖。尤其是风湿关节痛的人,应更加注意身体各个关节部位的保暖,以免受寒受湿而发病。另外,春季天气开始转暖,致病细菌与病毒复苏,流感、麻疹等传染性疾病开始发生和流行。为了避免类似传染性疾病的发生,应在保暖不受风寒的前提下尽量多通风,保持室内空气流动。

2 - 饮食养生

立春时节饮食方面要注意根据阳气生发的特性,少吃酸性收敛的食物,宜进食辛甘发散之品,如洋葱、萝卜、豆豉、茴香、菠菜、大枣、百合、荸荠、桂圆等。中医认为,萝卜生食辛甘而性凉,熟食味甘性平,有顺气、宽中、生津、解毒、消积滞、宽胸膈、化痰热、散瘀血之功效。常食萝卜不但可解春困,而且可理气、祛痰、通气、止咳、解酒等。

3 - 运动养生

立春虽然天气开始转暖，但仍较寒冷。这个时候应进行一些较为舒缓的运动助阳气升发，比如散步、慢跑、太极等，以微微出汗为度，避免大汗出，否则易损伤阳气。出门春游，多呼吸新鲜空气，与自然界进行充分接触，不仅强身健体，还有利于情志的放松，益于肝。

4 - 情志养生

立春时节不宜动怒。春季与五脏中的肝相对应，怒而伤肝，动怒则可导致肝气郁滞不畅，继而发生疾病。因此，立春时应注意保持心情舒畅，以使肝气顺达，肝气正常生发。

二、春季节气养生之——雨水

雨水是二十四节气中的第 2 个节气，时值每年公历 2 月 19 日前后。此时温度逐渐升高，雨量也逐渐增多。但此时仍会出现低温天气。

1 - 起居养生

春季主生发之气，应遵循内经中"晚睡早起，与日俱兴"的起居原则。天气转暖，在室内要注意常通风换气，来预防春季传染病的发生与传播。另外，雨水节气仍属于早春，此时天气虽然转暖，但仍变化多端，昼夜温差较大。春季人体腠理疏松，对风寒之邪的抵抗力有所降低，应注意保暖，不要过早地除去冬衣。

2 - 饮食养生

中医认为，春季与五脏中的肝脏相对应，人在春季肝气容易过旺，太过则克己之所胜，肝木旺则克脾土，对脾胃产生不良影响，妨碍食物的正常消化吸收。因此，雨水节气在饮食方面应注意补脾。甘味食物能补脾，而酸味入肝，其性收敛，多吃不利于春天阳气的生发和肝气的疏泄，还会使原本就偏旺的肝气更旺，对脾胃造成更大伤害。故雨水饮食宜少酸增甘，多吃甘味食物，如山药、大枣、小米、糯米、薏苡仁、豇豆、扁豆、黄豆、胡萝卜、芋头、红薯、土豆、南瓜、桂圆、栗子等，少吃酸味食物如乌梅、酸梅等。同时宜少食生冷油腻之物，以顾护脾胃阳气。

3 - 运动养生

雨水节气可适当练导引功以锻炼身体。具体做法是：每天晚上，盘坐，两手相叠按右大腿上。上体向左转，颈项向左扭转牵引，略停数秒钟，再以同样动作转向右，左右各做 15 次。

4 - 情志养生

雨水节气天气变化不定，很容易引起人的情绪波动。中医认为忧思伤脾，人过度忧虑，会影响脾胃功能。低落的情绪可使人的中枢神经受到抑制，而使交感神经兴奋，导致各种消化液分泌减少，还可使消化系统肌肉活动失调，造成食欲降低、恶心、呕吐等症状。因此，雨水节气情志养生至关重要。应尽量调整心态，做到心情恬淡、开朗豁达、与人为善，力争及时从不良情绪中摆脱出来。

三、春季节气养生之——惊蛰

惊蛰是二十四节气中的第 3 个节气，时值每年公历 3 月 6 日前后。惊蛰前后各地天气已开始转暖，雨水渐多，我国华北地区日平均气温上升至 3 ~ 6℃，江南一带气温升至 8℃以上，西南、华南地区气温一般可达到 10 ~ 15℃。与其他节气相比，惊蛰时的气温回升是全年最快的。

1 - 起居养生

惊蛰后天气逐渐转暖，但冷空气活动仍较频繁，有时还会出现"倒春寒"现象。此时养生要注意适时增减衣物，尤其应注意下肢及脚部的保暖，穿衣以下厚上薄为宜，"勿极寒，勿太热"。尤其是抵抗力差的老人及小孩，更应注意适时增减衣物，以免穿脱不当引起感冒。

进入惊蛰以后，随着天气转暖，人们时常会感到困倦无力、昏昏欲睡。为了避免此情况的发生，惊蛰时人们应每天保证充足的睡眠时间。《黄帝内经》曰："春三月，此谓发陈。天地俱生，万物以荣。夜卧早起，广步于庭，被发缓行，以使志生。"意思是说，春天晚睡早起、慢步缓行可以使精神愉悦、身体健康。

2 - 饮食养生

惊蛰时天气虽然有所转暖，但余寒未清，在饮食上宜多吃些温热的食物以壮阳御寒，如韭菜、洋葱、大蒜、魔芋、香菜、生姜、葱等，这些食物性甘味辛，不仅可祛风散寒，而且能抑制春季病菌的滋生。另外，惊蛰时还应遵循"春日宜少酸增甘，以养脾气"的养生原则，多吃些性温味甘的食物以健脾，这些食物包括糯米、黑米、高粱、燕麦、南瓜、扁豆、红枣、桂圆、核桃、栗子等。

3 - 运动养生

惊蛰过后，自然界呈现复苏之势，人也同自然界其他生物一样，身体各脏器的功能都还未恢复到最佳状态，特别是关节和肌肉还没有得到充分的舒展，因此此时不宜进行激烈的运动，应选择走路、慢跑、太极拳等比较和缓的运动方式。仲春时春暖花开，人们应多到公园、郊外等地踏青游玩。另外，放风筝也是特别适合在春天里进行的一种运动，大家不妨一试。

4 - 情志养生

惊蛰时人体的肝阳之气渐升，阴血相对不足，容易发生肝火偏盛。尤其是老年人，易发怒，易发眩晕、中风等疾病。年轻人则因春季阳气骤然上升引动体内热气，如果此时控制不好自己的情绪，则易出现长痤疮、怕热出汗等症状。因此，惊蛰时要重视情志养生，力戒焦躁、抑郁等有害情绪，学会通过发泄和转移的方法使怒气消除，切忌妄动肝火。

四、春季节气养生之——春分

春分是二十四节气中的第 4 个节气，适逢每年公历 3 月 20～21 日。这天昼夜长短平均，雨水明显增多，我国平均气温已达到 10℃以上。

1 - 起居养生

春分时天气日渐暖和，但日夜温差较大，而且还不时会有寒流侵袭。此时养生要注意适时增减衣物，尤其应注意下肢及脚部的保暖，穿衣以下厚上薄为宜。

春分时节是大自然阳气萌生、升发之时，人体的阳气也顺应自然，有向上向外升发的特点，表现为毛孔逐渐舒张，循环系统功能加强，代谢旺盛，生长迅速。趁着大自然阳气和体内阳气开始升发之时，多梳头以刺激头部诸多经穴，能让体内阳气升发舒畅，可以疏通经络气血，起到滋养和坚固头发、健脑聪耳、散风明目、防治头痛的作用。

此外，春分时天气转暖，各种细菌、病毒异常活跃，流感、水痘、甲型肝炎、肺炎等疾病高发，对于传染性疾病的防控仍需加以注意，平时多开窗通风，多进行体育锻炼以增加机体抵抗力，较为敏感的人群出行时还应戴上口罩加以防护。

2 - 饮食养生

春分时大自然阴阳各占一半，饮食上也要"以平为期"，保持寒热均衡。可根据个人体质情况进行饮食搭配，如吃鸭肉、兔肉、河蟹等寒性食物时，最好佐以温热散寒的葱、姜、酒等；食用韭菜、大蒜等助阳之物时，最好配以滋阴的蛋类。另外，春天肝气旺可伤脾，因此应多食甘味的食物，如大枣、山药、菠菜、荠菜、鸡肉、鸡肝等，少吃酸味的食物，如番茄、柠檬、橘子等。此外，春分时肝气旺，易乘克脾土，加之此时节雨水渐多，空气湿度比较大，易使人脾胃损伤，导致消化不良、腹胀、呕吐、腹泻等症，故饮食上应注意健脾祛湿，可多吃薏苡仁、山药、鲫鱼、赤小豆等食物。

3 - 运动养生

《素问·至真要大论》曰："谨察阴阳所在而调之，以平为期。"人体应该根据不同时期的阴阳状况，使内在运动与外在运动保持一致，即使脏腑、气血、精气的生理运动与脑力、体力和体育运动的"供销"关系平衡。春分时春暖花开，人们应多到公园、郊外等地踏青游玩，在锻炼身体的同时，可使心情愉悦，可谓一举两得。

五、春季节气养生之——清明

清明是二十四节气中的第5个节气。每年4月4～5日进入清明时节，一般到4月20日（或21日）结束。清明一到，气温升高，雨量增多。此时除东北与西北地区外，我国大部分地区的日平均气温已升到12℃以上。

1 - 起居养生

清明时节气候还不是很稳定，昼夜温差较大，且多风干燥，这种天气会影响人体呼吸系统的防御功能，使人体免疫力下降，容易感染各种致病菌。因此这个时节的养生重点在于防治各种传染性与过敏性疾病。

春季常见传染病包括流感、流脑、猩红热、麻疹、痄腮、风疹等，具有发病突然、热象偏盛、容易伤阴、流传极快的特点。我们应采取必要措施予以预防，注意居室通风，尽量少去人群聚集的地方；天气比较干燥的时候，室内最好使用加湿器；多吃水果、多喝水，少吃煎炒油炸的食物，少吃虾、羊肉、狗肉等热性食物；适当进行锻炼，增强自身抵抗力。

此外，清明至谷雨时节天气转暖，空气中飘散的致敏花粉增多，每年的这个时节也是过敏性哮喘的高发期。过敏性哮喘通常表现为鼻痒、发作性喷嚏、鼻塞、咽痒等，患者以反复发作的喘息、咳嗽、胸闷等为特征，严重者呼吸困难使人窒息。对花粉及植物过敏者尽量不要去公园或植物园，如一定要外出最好戴上眼镜及口罩。

2 - 饮食养生

清明时应谨慎食用"发物"。发物是指富于营养或有刺激性，特别容易诱发某些疾病（尤其是旧病宿疾）或加重已发疾病的食物。在此季节，支气管哮喘、皮肤病、冠心病等疾病常有加重，如再吃了不当的"发物"，就可能导致疾病加重。应慎食的发物包括牛羊肉、海鲜、动物内脏等类。

此外，清明也是养肝的好时机。如果肝的功能正常，人体气机就会通畅，气血就会调和，各个脏腑的功能随之正常。因此，清明时应多食用枸杞、红枣、豆类、银耳等有益肝脏的食物，以滋补肝之不足。

3 - 运动养生

清明运动除了户外散步等之外，还可进行八段锦的练习。可单独选择一到两节进行练习，也可以练习全套动作。如脾胃不和者，可以练习"调理脾胃须单举"的动作，对脾胃有保健作用。八段锦的动作轻柔舒缓，经常练习可以缓解身体与精神的紧张与疲劳，提高机体免疫力，还可调理一些慢性疾病。

4 - 情志养生

春季主生发，人体的肝气随之愈盛，在清明之际达到顶峰。此时如果不注重情志的调理，会影响到肝的疏泄功能，有碍阳气生发，最终可导致脏腑功能的紊乱。因此在清明时节，人们应注意调节自己的心态，使心情舒畅放松，保持乐观豁达的生活态度，以便更好地迎接未来的工作生活。

六、春季节气养生之——谷雨

谷雨在公历的 4 月 20 ～ 21 日，是春季的最后一个节气。谷雨节气前后，天气已经变暖，降水量也有所增加，有利于作物的播种与生长。

1 - 起居养生

谷雨时节天气忽冷忽热，天气升温较快，但夜间仍有阵阵凉意，昼夜温差较大，应注意随时根据气温增减衣物，较虚弱的人群容易患感冒。要遵循"春捂秋冻"的养生规律，但"春捂"也要有度，如果气温超过 15℃，就没有捂的必要了，易使人体火热内生而出现"上火"。

谷雨天气转暖，春暖花开，过敏体质的人群要注意防护花粉过敏，出门需佩戴口罩、防护眼镜等，室内可使用空气净化器。易过敏人群也可常用冷水搓鼻翼或洗鼻，改善鼻黏膜的血液循环，有助于缓解与预防鼻塞、打喷嚏等症状。

另外，谷雨后雨水增多，湿度加大，应注意防范风湿病的复发。要注意避免感受寒湿，让关节保暖，多晒太阳，不要久居潮湿之地。如果出现关节肿痛、肿胀，并且不见好转的情况，应及时就医，遵医嘱治疗。

2 - 饮食养生

谷雨虽属暮春，但饮食上仍需注重养脾，宜少食酸味食物、多食甘味食物。同时，宜多食健脾祛湿的食物，如山药、赤小豆、薏苡仁、扁豆、鲫鱼等。谷雨时气温虽已较高，但仍未到炎热的夏季，应避免食用生冷、油腻、辛辣刺激食物，以保护脾胃。

3 - 运动养生

谷雨正值春夏之交，由于此时天气转暖，空气湿润，可多进行户外活动。此季节人体气机易发散，机体容易出汗，但过度的汗出会影响夏季时的气血健康。只有春季津液充足，夏季时才能气血旺盛，因此谷雨时运动勿大汗。

4 - 情志养生

谷雨时要重视保持情绪的乐观，因为谷雨于春季夏季之交，春季为肝气当令，肝与情志密切相关。若情绪急躁易怒，则易导致肝气不舒畅，进而影响夏季情志。故应注意随时调节不良情绪，遇事不宜急躁，多向他人倾诉心中的烦恼，使肝气调达。

第二节 夏季节气养生

夏季包括立夏、小满、芒种、夏至、小暑、大暑 6 个节气，历时农历四、五、六月，是气候炎热阳气最盛的季节，也是人体新陈代谢较为旺盛的时期。人体阳气外发，伏阴在内，气血运行亦相应地旺盛起来，并且活跃于机体表面。而为适应炎热的气候，皮肤毛孔开泄，使汗液排出，通过出汗来调节体温，适应暑热的气候。

《素问·四气调神大论》中就明确指出了夏季养生的总体原则："夏三月，此谓蕃秀，天地气交，万物华实，夜卧早起，无厌于日，使志无怒，使华英成秀，使气得泄，若所爱在外，此夏气之应，养长之道也。"表明在此时节人们应当晚睡早起，不要对天长炎热感到厌倦，要使情绪平和不躁，使体内的阳气自然得到宣散，"若所爱在外"，这乃是顺应夏气、保护身体功能旺盛滋长的养生之道。

1 - 晚睡早起兼午休

根据立夏后昼长夜短的特点，人们应该晚睡早起，以顺应阳盛阴虚的变化。为了防止老百姓常说的"春困、秋乏、夏打盹"，在夏季晚睡早起的同时还要增加午睡。午睡时间因人而异，一般以半小时至一小时为宜，过长的午睡也会让人没有精神。有研究证明，午睡对保持身体功能正常状态、减少疾病发生也有好处。

2 - 夏季谨防中暑

夏季温度与湿度均较高，人体长时间处于这种环境下体温调节功能容易发生紊乱，会引起中枢神经和和循环系统障碍，出现中暑的情况，体现为发热、乏力、头晕、恶心、呕吐、胸闷等症状。所以在夏季中要注意预防中暑，及时关注身体发出的异常信号，才能使夏季养生达到良好的效果。

夏季紫外线强，在外出时要注意防护，如涂抹防晒霜、打遮阳伞、戴遮阳帽与太阳镜等；同时要常备一些防暑降温的药品，如藿香正气水、仁丹、风油精等。

3 - 饮食清淡，食补为先

夏季气候炎热，易导致心火亢盛，心火盛而伤肺，所以夏季可多食用滋肺阴的食物。天气较热，饮食宜以清淡、易消化、富含维生素的食物为主，如蔬菜水果，少食肥甘厚味和油腻食物。另外，夏季气温高，病原微生物易繁殖，肠道疾病发生率高，应注意饮食卫生。

一、夏季节气养生之——立夏

立夏是夏季的第 1 个节气，时逢每年公历的 5 月 5 ~ 6 日，按气象标准，日平均气温达 22℃以上时才可算作夏季。立夏前后，南方气候炎热，雷雨增多，而华北、西北等地气温回升较快，但降水仍然偏少，加上春季多风，水分蒸发较多，易发生短暂的干旱现象。

1 - 起居养生

《黄帝内经》曰："夏三月，此谓蕃秀……夜卧早起，无厌于日。"立夏以后人们要顺应气候变化，每天晚上睡觉时间可比春季稍晚些，以顺应阴气的不足；早上应早点起床，以顺应阳气的充盈与盛实。进入夏季以后，人们可顺应气候变化，每天晚上睡觉时间可比春季稍晚些，以顺应阴气的不足；早上应早点起床，以顺应阳气的充盈与盛实。此外，白天气温较高，人体汗出增多，正午气候炎热时，人体血管扩张，使血液大量集中于体表，加上午饭后消化道的供血增多，大脑供血相对减少，人在午后常感到精神不振，困意频频，应养成午睡的习惯以缓解疲劳，一般以半小时到 1 小时以内为宜。对于中午不能午休的人来说，最好以听音乐或闭目养神的方式代替午休。

2 - 饮食养生

俗话说："冬吃萝卜夏吃姜，不劳医生开药方"。姜性温，属于阳性药物。立夏吃姜有助人体阳气生发，符合中医"春夏养阳"的观点。姜可解表祛寒、化痰止咳、健脾暖胃。立夏后吃姜可缓解酷暑带来的疲劳乏力、厌食失眠等症状，同时，适量吃姜还可开胃健脾、增进食欲，防止肚腹受凉及感冒。葱的药用价值和生姜类似。因其含有挥发性葱蒜辣素，由呼吸道、汗腺、泌尿道排出时，能轻微刺激这些管道壁的分泌而起到发汗、祛痰、利尿的作用。

立夏后人体阳气渐趋于外，新陈代谢旺盛，汗出较多，气随津散，阳气和津液易损。晚饭时可经常喝点粥，既能生津止渴，又能养护脾胃，可谓一举两得。另外，还可少饮啤酒、葡萄酒等，可畅通气血、消暑解渴。除此之外，立夏后应适量食鱼、瘦肉、蛋、奶和豆类及多吃水果蔬菜等，以补充蛋白质、补充维生素、均衡营养、促进消化。

3 - 运动养生

立夏以后，宜选择慢节奏的有氧运动，如选择散步、慢跑、打太极拳等慢节奏的有氧运动。随着气温的升高，人们容易出汗，不宜进行剧烈运动。如果此时再剧烈运动，容易造成机体缺水。

4 - 情志养生

立夏后天气渐渐变得炎热。"暑易伤心"，高温天气易使人"心躁"。因此，立夏之后尤应重视情志养生，力争做到"戒怒戒躁"，使自己养成急事不惊、烦事不争的心态。切忌大喜大悲，使气机宣畅，通泄自如，以免伤心、伤身、伤神。

二、夏季节气养生之——小满

小满是夏季的第 2 个节气，时值每年公历的 5 月 20 ~ 22 日之间，进入小满以后，气温明显升高，雨水开始增多，预示着潮湿闷热的天气即将到来。

1 - 起居养生

小满节气时虽然气温明显升高，但昼夜温差仍较大。尤其是下过雨以后，气温明显下降，要适时添加衣服，以防着凉感冒。另外，一旦被雨水淋湿，应及时更换湿透的衣物，并喝些生姜红糖水以防感冒。

进入小满以后，气温显著升高，有些地方的温度甚至可达 30℃以上，但若使用风扇、空调的方法不当，常常容易使人患病。一般来说，使用空调时，室内温度不要低于 27℃，开空调的房间不要长期关闭，应保持通风；当在室内感觉到凉意时，一定要站起来活动活动，以加速血液循环；老年人和有关节疾病的人最好穿长裤，或者带上护膝。

2 - 饮食养生

小满时气候开始变得湿热，宜多吃具有清热利湿作用的食物，如薏苡仁、赤小豆、绿豆、冬瓜、丝瓜、黄瓜、西瓜、鲫鱼、草鱼等，少食甘肥滋腻、生湿助热的食物，如动物脂肪、油炸熏烤食物及辣椒、芥末、胡椒、茴香、虾及羊肉、狗肉等。

3 - 运动养生

小满节气运动时忌大汗。根据中医"春夏养阳"的原则，此时节运动不宜过于剧烈，因为剧烈运动可致大汗淋漓，不仅伤阴，也伤阳气。宜选择散步、慢跑、打太极拳等运动方式，锻炼时间不宜过长，每次 30 ~ 40 分钟为宜，运动强度不可过大，以汗出为度。在运动过程中应增加间歇次数，每次 10 ~ 15 分钟，间歇时可饮淡盐水、绿豆汤、金银花水等。

4 - 情志养生

小满时，人的心火也偏旺，容易脾气暴躁、烦躁不安。当人受到负面情绪影响时，身体的免疫力会下降，容易患上各种疾病。尤其对于老年人而言，情绪剧烈波动后风火相煽，气血上逆，可引发高血压、脑血管意外等心脑血管病，危害更甚。因此，小满时节要注意保持心情舒畅，尽量抑制怒火，防止意外发生。

三、夏季节气养生之——芒种

芒种是夏季的第 3 个节气，适逢每年公历的 6 月 5 日左右。芒种节气最适合播种有芒的谷类作物，如晚谷、黍、稷等。芒种前后我国中部的长江中、下游地区雨量增多，气温升高，空气潮湿，天气闷热；夏至之后，我国大部分地区就进入盛夏了，这是一年中最难熬的暑热关，气温可高达 40℃左右。

1 - 起居养生

从芒种节气开始，气候炎热，雨水增多，湿度变大，北方进入雷雨、阵雨天，南方则进入阴雨连绵的梅雨天，天气异常湿热。芒种时节气候湿热，应穿透气性好、吸湿性强的衣服，如棉布、丝绸、亚麻等制品，使衣服与皮肤之间存在着微薄的空气层，而空气层的温度总是低于外界的温度，这样就可达到良好的防暑降温效果。为防止中暑，芒种节气应常洗澡，这样可发泄"阳热"。但值得注意的是，出汗时不要立即洗澡，以免"汗出见湿，乃生痤疮"。另外，因人经常出汗，衣服应常洗常换。

中医认为，睡眠与醒寤是阴阳盛衰交替的结果。子时和午时都是阴阳交替之时，也是人体"合阴""合阳"之时。子时睡觉，最能养阴，睡眠效果也最好；午时睡觉，有利于人体养阳。因此晚上睡觉时间最晚不应超过 23 点，中午 11 点至下午 1 点之间应"小憩"一会儿。睡好子午觉养阴阳,同时也可滋养心经与肝经。

2 - 饮食养生

"芒种"时天气炎热,人体出汗较多,应多喝水以补充丢失的水分。但喝水也有讲究,有些人大汗后喝过量的白开水或糖水,有些人只喝果汁或饮料等,这些都是不可取的。一般情况下,可多喝白开水以补充水分,采用少量多次补给的方法,既可使排汗减慢又可防止食欲减退,还可减少水分蒸发;大量汗出以后,宜多喝一些盐开水或盐茶水,以补充体内丢失的盐分。

芒种节气时饮食宜清淡。此时节天气炎热,人体出汗多而饮水量增加,胃酸易被冲淡,消化功能减弱,人体易出现食欲不振等症状,饮食上应多食新鲜蔬菜、水果,豆制品等。蔬菜、豆类可为人体提供必需的糖类、蛋白质、脂肪和矿物质等营养素及大量的维生素,维生素可预防疾病、防止衰老。瓜果蔬菜中的维生素 C,还是体内氧化还原的重要物质,它能促进细胞对氧的吸收,在一些激素的形成中是不可缺少的成分。

3 - 运动养生

芒种时可选择游泳、跑步、打球等方式进行运动,以促进排汗,增强体质。做法是:全身放松,两眼微闭,思想集中,平静呼吸,每次 20 分钟,常进行锻炼可达到祛病延年之目的。

4 - 情志养生

芒种时节应根据季节的气候特征,尽量使自己的精神保持轻松、愉快的状态,避免恼怒忧郁,这样会使气机得以宣畅,通泄得以自如。

四、夏季节气养生之——夏至

夏至是夏季的第 4 个节气,为每年公历 6 月 21 日前后。夏至为白昼最长的一天。大约在七月中旬到八月中旬,我国各地的气温均为最高,有些地区的最高气温可达 40℃左右。

1 - 起居养生

夏至是一年中阳气最旺的时节,这天白昼最长、夜晚最短。为顺应自然界阴阳盛衰的变化，夏至时宜晚睡早起，并利用午休来弥补夜晚睡眠的不足。夏至时节气候炎热，人体腠理开泄，睡觉时不宜久吹风扇、空调，防止受风寒湿邪侵袭。

此时节光照强烈，紫外线容易损伤皮肤，因此要格外注意防晒。防晒方法可有防晒霜、遮阳伞、遮阳帽、防紫外线衣服等。夏天的蚊虫致病率也较高，可采用花露水、风油精、驱蚊油等进行驱蚊，防止感染疾病。

2 - 饮食养生

夏至时节人体出汗较多，相应的盐分损失也多。中医认为此时宜多食酸味以固表，多食咸味以补心。夏至时酷暑难耐，有些人为了贪图一时畅快，大量食用寒凉食物，定会损伤脾胃。若想消解暑热，可食用西瓜、绿豆汤、乌梅汤等，但也不可贪凉而冰镇食之。

3 - 运动养生

夏至时应顺应自然界的气候变化，以养阳为主。在运动方式上，宜选择散步、慢跑、太极拳等舒缓的运动方式，运动时最好选择在清晨或傍晚天气较凉爽时进行，场地宜选择在河湖水边、公园庭院等空气清新的地方。避免运动强度过大，或运动处所闷热，导致大汗淋漓。汗泄太多，不但伤阴气，也易损阳气，不利于养阳。

4 - 情志养生

夏季要神清气和，快乐欢畅，心胸宽广，精神饱满。俗语道"心静自然凉"。人的心情也如万物生长一样需要阳光，对外界事物要有浓厚的兴趣，培养乐观外向的性格，以利于气机的通畅。如果懈怠厌倦，恼怒忧郁，则有碍气机通调，郁久化火，对身体不利。

五、夏季节气养生之——小暑

小暑为夏季的第5个节气，从每年公历的7月7～8日开始进入小暑节气，小暑节气的气候特点是天气炎热，降雨增多。

1 - 起居养生

小暑时节人体阳气旺盛，阳气具有护卫体表、抵御外邪的功能。只有顾护好自身的阳气，人体才得以健康无恙。小暑时气候炎热，人体能量消耗较大，此时宜遵循"少动多静"的养生原则，以免阳气外泄太过。每天作息应有规律，运动时一定要掌握好强度，并要保证充足的睡眠。

2 - 饮食养生

小暑节气恰在初伏前后，俗话说"热在三伏"，因此在饮食上应注意清热祛暑，宜多食用荷叶、土茯苓、扁豆、薏苡仁、猪苓、泽泻等煲成的汤或粥，多食西瓜、黄瓜、丝瓜、冬瓜等蔬菜和水果。

3 - 运动养生

小暑时节运动强度应避免过大，可选择在早晨或傍晚进行散步、太极拳等运动，也可选择游泳、瑜伽、旅游等。无论选择何种运动方式，都应注意避免运动后大汗淋漓。

游泳是小暑时节有利的运动之一。游泳运动不仅可健身，而且可消暑。游泳时水可帮助身体更快散发热量，因此人会感到凉快、舒适。游泳还可防治颈椎、腰椎疾病，能增强心肺功能，提高机体免疫力。

4 - 情志养生

小暑时节气候炎热，人容易烦躁不安，在情志方面要注意保持"心静"。遇到任何事情都要戒躁戒怒，保持心气平和，做到"心平气和，自然凉爽"。

六、夏季节气养生之——大暑

大暑是夏季的最后一个节气，时值每年公历 7 月 22 ～ 24 日，"大暑"表示炎热至极。大暑正值"中伏"前后，全国大部分地区进入一年中最热时期，经常会出现 40℃的高温天气，而且全国各地温差也不大。

1 - 起居养生

中医理论认为，夏天暑气大，在天为热，在地为火，在人主心，暑气伤人先伤于心，并有"中暑者，中气虚而受于暑"的说法。大暑时人经常会感到酷热难耐，暑湿之气乘虚侵袭人体，使人心气亏耗，导致中暑的发生。因此，此节气防暑降温是养生重点。大暑时应注意室内降温，避免在烈日下曝晒，注意劳逸结合以防中暑的发生。万一发现有人中暑，应立即将中暑者移至通风处休息，服用解暑食物或药品，严重者立即送医。

2 - 饮食养生

大暑节气暑湿之气较重，人易出现食欲不振、脘腹胀满、肢体困重等现象。饮食方面宜多吃燥湿健脾、益气养阴的食物。可用橘皮 10g（鲜皮加倍），加适量冰糖，用开水冲泡后代茶饮，常饮可起到理气开胃、燥湿化痰的功效。大暑时节人体出汗也较多，容易耗气伤阴，在饮食上除了多喝水、常食粥、还要多吃新鲜蔬菜水果和益气养阴的食物，如山药、大枣、蜂蜜、莲藕、百合等。

大暑时节还应谨防"因暑贪凉"。因为天气炎热时人体出汗较多，毛孔处于开放状态，此时机体最易受外邪侵袭。因此人们在避暑的同时不能过分贪凉，否则会因贪图一时舒服而伤及人体阳气，另外经常吃冷饮等做法都是不可取的。

3 - 运动养生

大暑时节人们可根据自身体质特点选择合适的运动方式，但总的原则是强度不宜过大。对于身体健康的人来说，运动强度以运动后适量出汗、身体有舒服的畅快感为度；中老年人则以活动时不感觉到疲乏为度。每个人可根据各人身体情况及喜好选择散步、爬山、游泳、太极拳等运动方式。

4 - 情志养生

大暑时的炎热天气不仅会使人感到身体疲劳、食欲下降，还经常会使人"肝火"妄动，表现为心烦意乱、无精打采、思维紊乱、食欲不振、焦躁易怒等，这种现象被称为"夏季情感障碍症"，俗称"情绪中暑"。预防"情绪中暑"首先要做到"心静"，越是天热，越应做到心平气和，以避免不良情绪影响。

第三节　秋季节气养生

在丰富多彩的中医养生理论中，"顺时养生"是一个重要养生法则。顺应四季时节，才能使人体五脏的生理活动适应寒热温凉的季节变换以及四时阴阳的变化，从而与外界环境保持协调平衡。

秋季共包括立秋、处暑、白露、秋分、寒露、霜降六个节气，从立秋到霜降，完整地演绎了由夏入冬的过程。关于秋季总的养生原则，《素问·四气调神论》指出："秋三月，此谓容平。天气以急，地气以明。早卧早起，与鸡俱兴。使志安宁，以缓秋刑，收敛神气，使秋气平，无外其志，使肺气清。此秋气之应，养收之道也。"经文包含了精神、起居、饮食、运动养生各方面，其调摄皆须遵循"收"的原则。

1 - 秋季起居调摄

秋季提倡早睡早起，因少睡夭寿，而久卧伤气，且贪睡易导致肥胖，故睡眠时间以 7 ~ 8 小时为宜，为保证最佳睡眠质量，最好在子时（23 点）之前入睡；午后小憩半小时至一个小时；由于秋季气候干燥，可适当使用加湿器等增加湿度。

在秋天应遵循"春捂秋冻"的养生，建议在早秋应多冻，晚秋穿厚重衣物，维护肌体能够适应入冬的严寒。有些老年人多肾阳虚衰，抵抗寒邪能力下降，且受寒易导致疾病复发或加重，因此对老年人需要采取保暖措施。此外，应特别注意腹部和脚部的保暖：上腹受凉易引起胃部不适，下腹受冷易诱发女性痛经和月经不调等；脚是人体离心脏最远的地方，且脚部汇聚了全身经脉，因此脚部的保暖非常重要，若脚部冰凉，则全身不暖。

秋季气温凉爽，景色优美，可适当增加户外活动和体育锻炼，选择清晨空气清新、环境安静优美之所，尤以晨间林荫道旁锻炼为宜。

2 - 秋季饮食调摄

秋季暑热已过，燥气当令，其气清肃，其性干燥。燥邪伤人，容易耗伤津液，所谓"燥胜则干"，津液既耗，必现一派干燥之象，因此，养阴润燥之法则势在必行。多喝水是除"秋燥"之良方，白天喝点盐水，晚上喝点蜜水，同时应多食滋阴润燥之品。

3 - 秋季精神调摄

秋内应于肺，肺主忧，秋季萧瑟的气候特点易使人感到忧伤，大家应"收敛神气"，保持平衡的心态，乐观开朗，淡薄宁静，缓和秋气对肺金的伤害，同时又可守护元气，为冬季潜藏阳气做好准备。

一、秋季节气养生之——立秋

立秋是秋季的第 1 个节气，在公历每年的 8 月 5～6 日。立秋后，小北风给人们带来了丝丝凉意。但由于立秋常处于三伏天的末尾阶段，此时盛夏余热未消，秋阳肆虐，很多地方天气还非常炎热，故有"秋老虎"之称。

1 - 起居养生

立秋后，自然界的阳气开始收敛、沉降，在起居上应做到早睡早起，以顺应阳气的收敛、使肺气得以舒展，同时秋季适当早起，还可减少血栓形成的机会，对于预防脑血栓等缺血性疾病发生有一定意义。一般来说，秋季以晚 9～10 点入睡、早晨 5～6 点起床为宜。此外，立秋后天气虽然依旧很炎热，但尽量不要在晚上睡觉时使用空调。因为立秋后虽然暑热未尽，但昼夜温差逐渐加大，往往是白天酷热、夜间凉爽。如晚上使用空调，容易使人出现身热头痛、关节酸痛、腹痛腹泻等症状。另外，睡觉时也不宜对着门窗，避免受到冷风侵袭而致病。

2 - 饮食养生

秋天肺气宜收不宜散，宜进食酸味之品以收敛肺气，如橘子、柠檬、葡萄、苹果、石榴、杨梅、柚子等。还应少吃葱、姜、蒜、韭菜、辣椒等辛辣食物以防泻肺气。立秋后空气干燥，燥邪易伤肺，饮食应以滋阴润燥为主，可适当进食百合、蜂蜜、乳制品等滋阴之品以滋养肺阴。另外，立秋时暑热未消尽，还需适当服食防暑降温之品，如绿豆汤、莲子、百合等，以消暑敛汗，健脾开胃。

3 - 运动养生

盛夏人体皮肤湿度和体温升高，汗出导致水盐代谢失调，胃肠功能减弱，增加心血管系统的负担。立秋之后天气逐渐转凉，人体出汗减少，机体各种代谢也逐渐恢复到原有的平衡水平，因此人体感到舒适。运动者可根据自身体质和爱好选择散步、太极拳、八段锦等较为柔缓的项目，运动量可较夏季适当增大，运动时间也可加长，但仍要注意防止出汗过多而耗损阳气。

4 - 情志养生

秋与肺相应，肺主悲忧，立秋后在精神方面要切忌悲忧伤感，做到内心宁静、心情舒畅，即使遇到伤心的事，也应主动予以排解，以避肃杀之气，同时还应收敛神气，以适应秋天容平之气。

二、秋季节气养生之——处暑

处暑是秋季的第 2 个节气，适逢每年公历的 8 月 22 ~ 24 日。处暑是反映气温变化的一个节气。处暑后我国大部分地区气温逐渐下降，但在我国华南，尤其是长江沿岸低海拔地区，最高气温还时常高于 30℃，人们还会感受到"秋老虎"的余威。

1 - 起居养生

处暑时节正处在由热转凉的交替时期，自然界的阳气由疏泄趋向收敛，人体内阴阳之气的盛衰也随之转换。此时人们应早睡早起，应比夏季多睡 1 个小时。早睡可避免秋天肃杀之气，早起则有助于肺气的舒畅。午睡也是处暑时的养生之道，通过午睡可弥补夜晚睡眠不足，有利于缓解秋乏。午睡对于老年人而言尤为重要，因为老年人气血阴阳俱亏，易出现昼不精、夜不寐的少寐现象。

此外，处暑后由于天气逐渐转凉，昼夜温差加大，早晚应适当添衣，可遵循"春捂秋冻"的养生原则，不宜一下子添得过多，以自身感觉不过寒为宜。适当秋冻可以提高人体肌肉关节的活动能力，能促进血液循环，另外可以提高人体的御寒能力，增强抵抗力。

2 - 饮食养生

处暑时天气较为干燥，燥邪易灼伤肺津，此时节宜多食用蜂蜜、银耳、梨、百合等具有养阴润肺作用的食物。蜂蜜养阴润燥、润肺补虚、润肠通便，是理想的营养佳品。银耳味甘淡性平，归肺、胃经，具有润肺清热、养胃生津的功效，可防治干咳少痰或痰中带血丝、口燥咽干、失眠多梦等病症。

3 - 运动养生

处暑时节的运动可以选择爬山、散步、太极拳等运动方式，以排除夏季郁积在体内的湿热。但运动时要注意强度不可过大，避免大量汗出而损伤阳气。

4 - 情志养生

处暑时人们易产生悲伤消极的情绪，不利于人体健康。因此处暑时要注意收敛神志，做到神志安宁、情绪安静。平时可多进行听音乐、练习书法、钓鱼等一些安静的活动以安神定志。切忌情绪的大起大落。

三、秋季节气养生之——白露

白露为秋季的第 3 个节气，时值每年公历的 9 月 7 ~ 9 日。进入白露节气后，冷空气分批南下，往往带来一定范围的降温，常常是白天的温度仍达三十几度，而夜晚时就下降到二十几度，昼夜温差可达十多度。

1 - 起居养生

白露时天气已转凉，穿衣方面应注意避免受凉，应穿着长袖、长裤类服装。要注意腹部的保暖，否则脾胃易受寒而引起腹泻。白露时节昼夜温差较大，早晚应添加衣服，但添衣不能太多太快，应遵循"春捂秋冻"的原则，适当接受耐寒训练，可提高机体抵抗力，对安度冬季有益。夜间睡觉时尽量不要开窗，并注意盖好被子。

2 - 饮食养生

白露时气候干燥，人易出现口唇鼻咽干燥、大便干结、皮肤干裂等燥邪伤津等症状。此时人们要多喝水、多吃新鲜蔬菜水果，还应多食百合、芝麻、蜂蜜、莲藕、杏仁、大枣等滋阴益气、生津润燥的食物。

3 - 运动养生

白露时天气凉爽，较夏季更适合进行运动。此时可选择慢跑、爬山、太极拳等运动。还可将两手放在上腹部，做腹式深呼吸进行锻炼。吸气时腹部隆起，呼气时腹部下陷；呼气时间比吸气时间长 1 ~ 2 倍，吸气用鼻，呼气用口。同时可用两手按压上腹部，加强呼气的力量，排出肺中残留的废气。此呼吸运动每次做 20 ~ 30 分钟，每天进行 1 ~ 2 次。

4 - 情志养生

白露时自然界出现"花木凋零"景象，这一时节人很容易出现消沉的情绪。为了避免不良情绪影响，应收敛神气，保持心境平和，同时开展慢跑、打太极等锻炼方式以调整情绪。

四、秋季节气养生之——秋分

秋分是秋季的第 4 个节气，在公历的 9 月 22 ~ 23 日。自这天起，阳光直射的位置继续由赤道向南半球推移，北半球昼短夜长的现象将越来越明显，白天逐渐变短，黑夜变长；昼夜温差逐渐加大，气温逐日下降，逐渐步入深秋季节。

1 - 起居养生

秋分时昼夜温差加大，早晚应随时注意添衣保暖，尤其是中老年人群。中老年人代谢功能下降，血液循环减慢，容易感受天气的寒冷。对于患有胃肠疾病的人来说，秋分时要特别注意胃部的保暖，以防寒邪直中脾胃。

2 - 饮食养生

秋分时气候干燥，燥邪易伤肺，人易出现皮肤干裂，口咽干燥，大便干结，干咳少痰等症状。在饮食上除了要多饮水，多吃新鲜蔬菜水果外，还应多食有润肺生津、滋阴润燥功效的食物，如芝麻、梨、藕、百合、荸荠、银耳、蜂蜜等。百合味微苦性平，具有润肺止咳、清心安神的作用，特别适合在秋分时食用。

3 - 运动养生

秋分时节秋高气爽，很适合进行户外运动，如登山等。登山可以增强下肢力量，提高关节灵活性，促进下肢静脉血液回流，提高肌肉的耐受力和神经系统的灵敏性，可刺激经络，使气血通畅，有益于身心健康增强体质。因此，可以预防静脉曲张、骨质疏松及肌肉萎缩等疾病，此外，山林地带空气清新，污染物较少，在这种环境中锻炼更有利身心健康。

4 - 情志养生

秋分时节人易感受秋季肃杀的景象而出现悲忧的情绪,应力争使自己达到"不以物喜，不以己悲"的境界，保持乐观情绪，收神敛气，使内心安宁，可减少秋季肃杀之气对身心的影响。

五、秋季节气养生之——寒露

寒露为秋季第 5 个节气，时值每年公历的 10 月 8 ~ 9 日。寒露的气温比白露时更低，北方冷空气已有一定势力，我国大部分地区在冷高压控制之下，雨季结束，天气常是昼暖夜凉，晴空万里。

1 - 起居养生

寒露节气气温下降明显，空气变得更加干燥，感冒病毒的致病力也开始增强，患感冒人数增多。预防感冒要经常保持室内通风，还应坚持每天用冷水洗脸，增加机体耐寒能力，提高人体免疫力，预防感冒。

寒露过后，昼夜温差加大，人们早晚应添加衣物，特别要注意脚部保暖。足部是足三阴与足三阳经所过之处，如果脚部受寒，寒邪就会侵入人体，影响脾、肝、肾、胃、胆、膀胱等脏腑功能。足部保暖除了要注意穿保暖性能好的鞋袜外，还应养成睡前用热水洗脚的习惯。用热水泡脚既可预防呼吸道感染性疾病，还能使血管扩张、血流加快，改善脚部皮肤和组织营养，减少下肢酸痛的发生，缓解或消除一天的疲劳。

2 - 饮食养生

寒露时气候干燥，人易出现皮肤干燥、口唇干裂、舌燥咽干、干咳少痰、大便秘结等症状，故此时节宜多食滋阴润燥、养肺润肠食物，如蜂蜜、芝麻、银耳、莲藕、荸荠、百合、番茄、梨、香蕉、核桃等。应少吃辛辣食物，如辣椒、花椒、桂皮、生姜、葱及酒等。此外，寒露时宜常食甘淡补脾食物，如山药、大枣、粳米、糯米、鲈鱼、鸭肉、莲子等。因寒露时节人的脾胃尚未完全适应气候的变化，因此不能急于进食肥甘厚味，否则易使脾胃运化失常而生火、生痰、生燥，更伤阴。

3 - 运动养生

寒露时节可选择登山、慢跑、散步、打球等运动。每天运动时间不宜太早，宜在太阳升起后外出运动，因为天刚亮时城市空气不佳及气温偏低，身体偏弱者容易感受寒邪。运动时要避免出汗太多，否则会伤阴损阳。如果遇到起风变天、阴雨天气，可在室内运动，不可盲目冒寒涉水运动，以免感受寒湿而感冒。

4 - 经络养生

寒露时节可常按摩膀胱经上的委中穴，按摩委中穴不仅可以治疗腰痛，而且能有效解除腿部的酸麻疼痛。具体按摩方法是：用双手拇指端按压两侧委中穴，一压一松为 1 次，一般连续按压 20 次左右，力度以稍感酸痛为宜，同时与腿部的屈伸相配合。

六、秋季节气养生之——霜降

霜降是秋季的最后一个节气，为每年公历的 10 月 23 ～ 24 日。霜降冷空气进一步加强，窗户上可见"结霜"现象，天气逐渐变冷。

1 - 起居养生

霜降时节昼夜温差加大，人们应做好保暖工作。除了要适时添加衣服之外，应格外重视腰腿部位的保暖。霜降时气温下降明显，风、寒、湿邪侵袭腰府，造成腰部经脉受阻，气血不畅而发生腰痛。而腿部的膝关节也是易受寒邪侵袭的部位之一，我们平常所说的"老寒腿"就与感受风寒之邪有着密切关系。

霜降节气前后是呼吸道疾病发作或加重的时期，因此人们应重视呼吸道疾病的预防，尽量少去人多、空气不流通的地方。中老年人晨练时要戴手套，体弱者最好戴上口罩；在气温突降的早晨要稍晚些出门。

2 - 饮食养生

霜降节气时在饮食上宜进补，宜收不宜散，可多食用酸味食物以收敛肺气，如石榴、葡萄、芒果、杨桃、柚子、柠檬等；少吃辛辣的食物。有些地方有霜降吃柿子的习俗，认为："霜降吃柿子，冬天不感冒"。柿子一般是在霜降前后完全成熟。这时候的柿子皮薄、肉鲜、味美，营养价值高。柿子味甘、涩，性寒，有清热润燥、养肺化痰、止渴生津、软坚、健脾、止血等功效，可以缓解大便干结、痔疮疼痛或出血、干咳、咽痛、高血压等病症。

3 - 运动养生

霜降时节可适当加大运动量，尤其是加大各关节的活动幅度，如踝关节、膝关节及髋关节的运动幅度，但在运动前应注意做好准备活动，以免损伤关节。

第四节 冬季养生

冬季是在农历十、十一、十二月，为一年中最寒冷的季节，有立冬、小雪、大雪、冬至、小寒、大寒 6 个节气。此时节多见寒冷恶劣的天气，万物凋零，因此，冬季养生防护尤为重要。

1 - 冬季起居调摄

唐代医家孙思邈提出"冬月不宜清早出夜深归，冒犯寒威"的观点，根据冬季特点，在起居上应强调早睡以养人体阳气，保持身体的温热，晚起以待阴气自养从而保证正气不亏。

在冬季由于天寒地冷，大部分家庭采用室内供暖，习惯紧闭门窗、闷头入睡，室内新鲜空气相对不足，同时由于人体活动产生大量二氧化碳，空气的质量其实并不好，最严重时污染程度可比室外严重十倍。因此人们白天时应注意经常开门窗通风换气，让空气对流，提神醒脑。

在衣着方面，要着冬装，更要注意足部保暖。脚掌属阴，寒亦属阴，且足的位置远离心脏，血液供应少，但同时其表面脂肪薄，保温力差，因此若鞋子不够保暖时便会有冰冷感，从而影响全身的血行。另外，脚与呼吸道尤其是鼻黏膜有着密切的神经联系，脚部受寒可以反射性地起上呼吸道局部温度下降和抵抗力减弱，引起感冒流涕等症状。

在冬季大家应选择适宜的天气和场地进行适当的运动，因为在冬天进行适当的体育锻炼对身体素质的提高和多种疾病的预防具有相当重要的意义，但也要做好热身运动，以防出现肌肉和韧带损伤等情况。

2 - 冬季精神调摄

中医认为调养精神和情志是养生的重要途径。把精神和情志调节在正常状态，有利于五脏的生理活动和机体健康。而精神、情志发生异常则会导致相关脏腑疾病。冬季天气寒冷，景色萧条，人体身心易处于低落压抑状态，从而易导致精神萎靡、食欲不振、少气懒言等机体症状。为避免这一状态的出现，应注意保持精神平和状态，多参加活动及走亲访友等。

一、冬季节气养生之——立冬

立冬是冬季的第 1 个节气，时值每年公历的 11 月 7 ~ 8 日。天文学上把"立冬"作为冬季的开始，北半球获得太阳的辐射量越来越少，气温逐渐下降。但由于地表还有一定在夏季储存的热量，所以还不会过于寒冷。

1 - 起居养生

立冬时养生应顺应自然界闭藏之规律，以敛阴护阳为根本。《素问·四季调神大论》指出："冬三月，此谓闭藏，水冰地坼，无扰乎阳，早卧晚起，必待日光……此冬气之应，养藏之道也。"早睡晚起，日出而作，顺应自然。早睡可养人体阳气，晚起能养人体阴气，保证充足的睡眠，有利于阳气潜藏，阴精蓄积。

立冬后气温较为寒冷，衣着方面应该注意保暖，但也要适度。穿衣过少过薄容易感受寒邪而耗损阳气；穿衣过多过厚则容易使人体腠理开泄，阳气不得潜藏，寒邪也会易于侵入，故应科学穿衣。另外，多到户外晒太阳可起到壮阳气、温通经脉的作用。

2 - 饮食养生

立冬后天气逐渐转寒，寒为阴邪，易伤人体阳气。肾为水火之宅，人体的阳气根源于肾，故寒邪最易中伤肾阳。冬季与肾关系密切，因此立冬后宜多食养肾食物，以提高人体御寒能力。肾阴虚者，可多食海参、枸杞子、银耳等滋阴食物；肾阳虚者，宜多进食羊肉、韭菜、肉桂等温阳的食物。另外，根据寒冷的气温，可多食一些温热补益的食物来御寒，例如牛羊肉、鸡肉、虾、鹌鹑等，此类食物中富含蛋白质及脂肪，产热量多，可益肾壮阳、温中暖下、补气生血，御寒效果较好。

3 - 运动养生

立冬时运动应以静态运动为主，不适宜太激烈的运动。以养阳气为根本，使阳气闭藏，多打太极拳、八段锦、十六段锦等。运动强度以微微汗出为佳，不宜过度运动，避免大汗出而使阳气外泄。常打太极拳可改善神经系统功能，增强心脏功能，扩大肺活量，提高人的平衡能力，防止骨质疏松。

4 - 情志养生

立冬后人体的新陈代谢处于相对缓慢的时期，故此时养生要注重"藏"，在精神调养上要力求其静，控制情志活动，保持精神情绪的安宁，含而不露，避免烦扰，使体内的阳气得以潜藏。

二、冬季节气养生之——小雪

小雪节气是冬季第 2 个节气，正值我国公历 11 月 22 ~ 23 日。小雪反映了降雪开始的时间和程度。由于天空中的阳气上升，地中的阴气下降，导致天地不通，阴阳不交，所以万物失去生机，天地闭塞而转入严寒的冬天。到了小雪节气，意味着北方地区将有降雪。

1- 起居养生

小雪时节应特别重视头部保暖。头为诸阳之会，是大脑神经中枢的所在地，每天都需要消耗大量的能量。头部皮肤薄、血管粗、毛发多，故头部散发的热能也较大。当头部受到风寒侵袭时，血管收缩，肌肉紧张，很容易引发伤风感冒、头痛、面瘫，甚者可引发心脑血管病。因此，寒冬季节应注意头部保暖，防止体热从头部散发出，保持阳气与机体的能量不被散出。因此，小雪节气人们外出时宜戴上帽子、围巾等以防头部受寒。

2- 饮食养生

小雪时节天气寒冷，寒为阴邪，容易损伤肾阳，宜多食温补益肾食物，如牛羊肉、腰果、栗子、山药等。此时节还应预防心脑血管病的发生，经常食山楂、黑木耳、西红柿、芹菜、红心萝卜等避免血液黏稠，以保护心脑血管。除此之外，也可有针对性的服用一些膏方来防止心脑血管病的发生。

3- 运动养生

小雪节气流行性感冒比较多发，常做干浴按摩可预防。具体做法是：采用站位或坐位，全身放松，双侧手掌相互摩擦至热，按摩面部，后用手指自前头顶至后头部、侧头部进行梳头动作，使头皮发热，然后用手掌搓两脚心，最后搓到前胸、腹背部，做干洗澡，直到搓热为止。

4- 情志养生

小雪时节天气阴冷，气压偏低，光照不足，较易出现精神抑郁的情况。人们最好在阳光充足的日子进行户外活动，也可多听听音乐以缓解情绪。清代医学家吴尚先说："七情之病，看花解闷，听曲消愁，有胜于服药者也。"可见音乐对人的精神影响之大。

三、冬季节气养生之——大雪

大雪节气是冬季第 3 个节气，时值每年公历的 12 月 7 ~ 8 日。在我国大雪节气时，除华南和云南南部无冬区外，其他大部分地区已进入寒冬，东北和西北地区平均气温已降至零下 10℃，甚至更低；华北地区和黄河流域气温也达到 0℃以下。在强冷空气前沿冷暖空气交锋的地区会降大雪，甚至暴雪。

1 - 起居养生

大雪时节养生应遵循《黄帝内经》所提倡的"早卧晚起，必待日光"的原则，从保证充足睡眠入手。早睡可养人体阳气，晚起可养阴气，待日出而起，可躲避严寒，保护人体阳气，用冬眠状态养精蓄锐，为来年春天的蓬勃生机做准备。

大雪节气天气寒冷，故应做好防寒保暖工作，尤其是胸腹和关节等部位。心肺位于胸部，受寒之后，心肺之阳易损，从而引发心脏病及肺病；腹部胃肠易被寒邪直中，易引起胃肠疾患。除了胸腹之外，颈肩和腰腿部也是易受寒邪侵袭的部位。颈肩部、腰腿部受寒之后，易使局部血管收缩，血流减缓，肌肉容易痉挛、疼痛，引起腰部疼痛及膝关节炎。因此大雪时节应格外重视以上部位的保暖。

2 - 饮食养生

我国民间素有冬季进补的习惯。冬季是闭藏精气的时节，人体的生理功能处于低谷，趋于封藏沉静状态。人体的阳气内藏，阴精固守，是机体能量的蓄积阶段，也是人体对能量营养需求较高的阶段。同时，大雪时节人体的消化吸收功能相对较强，因此，适当进补不仅能提高机体的免疫能力，还能使营养物质转化的能量最大限度地贮存于体内，有助于体内阳气的升发，为来年开春乃至全年的健康打下良好的物质基础。大雪节气时进补应顺应自然，注意养阳，饮食以滋补为主。因此，冬天应多吃富含蛋白质、糖、脂肪和维生素的食物，也宜常食羊肉、鸡肉、虾仁、桂圆、大枣等食物。

3 - 运动养生

大雪时节天气寒冷，人体各器官系统保护性收缩，肌肉、肌腱和韧带的弹力和伸展性降低，肌肉的黏滞性增强，关节活动范围减小，身体容易发僵，不易舒展。可选择动作幅度较小的运动，如快走、慢跑、散步、太极拳等，还应注意避免肌肉与关节损伤，运动前要做好热身运动。

4 - 情志养生

大雪时节天气寒冷，阳气内藏，人的情绪易处于低落状态，故应注重精神调养。此时的精神调养应着眼于"藏"，即要保持精神安静，防止季节性情感失调症。多晒太阳，多与人进行交流，同时加强适当的体育锻炼，尽量避免愤怒、抑郁等情绪的发生。

四、冬季节气养生之——冬至

冬至是冬季第 4 个节气，也是二十四节气中最早制订出的一个。冬至正值我国公历的 12 月 21～22 日。经过了夏秋两季，地面储存的热量仍有存余，直到冬至，地上还有积蓄的热量向空中散发，因此近地面气温还没有降到最低。冬至之后，虽然太阳逐渐北移，但因为地面得到的热量少，而向空中散发的热量多，所以气温会继续下降。

1 - 起居养生

在寒冷的冬至时节，应仍然本着早睡晚起的养生原则，并可做自我保健按摩，尤其是搓手对健康大有裨益。人的手上有六条经脉所过，并有很多重要穴位，如劳宫、鱼际、合谷等。通过揉搓手掌、揉按手指可充分刺激手六经，可促进心血管、呼吸系统、消化系统的功能。自我按摩和搓揉的时间可长可短，贵在每天坚持。

2 - 饮食养生

冬至是养生的大好时节，饮食宜清淡且多样化，谷物、肉类、蔬菜、水果合理搭配，并可多进食坚果。坚果油脂成分多，以不饱和脂肪为主，因此有降低胆固醇、治疗糖尿病及预防冠心病等作用；坚果中含有大量蛋白质、矿物质、纤维素等，并含有大量具有抗皱纹功效的维生素 E，因此对防老抗癌都有显著帮助；

坚果还有御寒作用，可以增强体质，预防疾病的发生。此节气不宜过食辛辣燥热、肥腻食物。

3 - 运动养生

冬至为阴气旺盛极点，此时阳气开始生起，并逐渐旺盛。由于阴阳互根互用的作用，当阴足够旺盛时，阳气才得以生发。因此，冬至后运动不可以过多，要在动中求静。可常做八段锦、太极拳等平和的运动以养生。

4 - 情志养生

冬至阴气很重，要尽量保持精神畅达与乐观，不为琐事劳神，有意识地发展心智，培养良好的性格，时刻保持快乐及平和心态，振奋精神，在日常生活中发现生活的乐趣，消除冬季的烦闷。

五、冬季节气养生之——小寒

小寒是一年二十四节气中的第二十三个节气，一般是在我国公历 1 月 6 号。所谓"小寒"，是与最后一个节气"大寒"相对比而言的。小寒之后，我国气候开始进入一年中最寒冷的时段。

1 - 起居养生

小寒是一年中最冷的节气之一，故保暖十分重要，尤其是头颈、背、手脚等部位。头颈部距离心脏较近，血流量大，向外发散热量多。背部为足太阳膀胱经循行主要部位，足太阳膀胱经主一身之表，起着防御外邪入侵的屏障作用。手、脚远离心脏，血液供应较少，表面脂肪很薄，是皮温最低的部位。所以，小寒时节最好戴上帽子、手套，扎上围巾等。民间有"冬天戴棉帽，如同穿棉袄"的说法，提示我们冬天注意头部保暖的重要性。

2 - 饮食养生

小寒饮食应以温补为主，尤其要重视"补肾防寒"。肾虚是引起脏腑功能失调，产生疾病的重要因素之一。小寒节气补肾可提高人体生命动力，帮助机体适应严冬气候的变化。

3 - 运动养生

小寒节气的运动应适量,可以根据情况决定运动形式如:慢跑、跳绳、踢毽子等。民间早就有"冬天动一动"与"冬天懒一懒"的不同养生结果。在运动时又要注意不要大汗淋漓,以免伤及阳气。运动前一定要做好热身运动。否则会因为气温低、体表的血管收缩,血流变缓,肌张力增高,韧带的弹性和关节的灵活性降低,容易发生运动损伤。因此,锻炼时间最好安排在下午。避开上午 6 ~ 12 点造成冠状动脉痉挛或形成血栓,诱发冠心病、中风等心脑血管疾病的发病高峰时间。

4 - 情志养生

小寒时节雪纷纷,阴气很重,易损伤人体的阳气,使人情绪不振。小寒时节应调养心肾,以保精养神。在阳光较充足的时候,我们要到户外多晒太阳,并积极参加形式多样的文体活动,并注意动静结合。

六、冬季节气养生之——大寒

每年公历 1 月 20 日前后是大寒节气,是二十四节气中的最后一个,也是我国大部分地区一年中最冷时期之一,呈现出冰天雪地、天寒地冻的严寒景象。其特点是降水稀少、气候比较干燥,常有寒潮、大风天气。

1 - 起居养生

大寒节气养生要顺应"冬季闭藏"的特性,起居应养成早睡晚起的习惯。早睡可养人体的阳气,晚起可养阴气。在中午或下午阳光充足时多到外面活动。吸收太阳的养分,帮助促进血液循环和新陈代谢,增强人体对钙和磷的吸收,预防骨质疏松症。尤其是对类风湿关节炎、贫血患者的病情恢复有一定益处。阳光浴应重点晒头顶、后背等部位。

2 - 饮食养生

大寒时节的饮食养生应遵守保阴潜阳的养生原则。此时节是阴气渐渐衰落,阳气刚要萌生。平日可多食用一些滋阴潜阳且热量较高的食物,如大枣、黑豆、核桃、黑芝麻、桂圆、木耳、银耳等。

由于大寒是一年中的最后一个节气,与立春相交接,在饮食养生上应与小寒节气略有不同。首先，在大寒时节，还应重视补充热量，但饮食的进补量应逐渐减少。多吃根茎类的蔬菜，如芋头、红薯、山药、土豆、南瓜等，它们含有丰富的淀粉和多种维生素、矿物质，可快速提升人体的抗寒能力。其次，在进补中应适当增添一些具有升散性质的食物，如香菜、洋葱、芥菜、白萝卜、辣椒、生姜、大蒜、茴香等，但又不可过食。大寒时应忌食生冷黏腻之品，以免损伤脾胃阳气。

3 - 运动养生

大寒时节应适当到户外运动，根据天气的情况来选择运动方式，阳光充足的时候多做户外运动，可选择慢跑、登山、太极拳、打球等方式，但此时运动不宜过度激烈，避免扰动阳气。还要注意运动量，过量会导致大汗淋漓，出汗过多会伤津耗气，不利于养生。

4 - 情志养生

大寒适逢中国的传统佳节春节前后，一般由于假期较长，一些平时工作异常紧张的人一旦清闲下来，容易出现抑郁、失落、焦躁等负面情绪。为了调节好此节气的心情，建议大家多采用读书听歌、走亲访友、旅游观光等方式放松自己的身心，走出工作时那种高度紧张的状态。假期期间情绪放松，但也要注意避免过喜伤心的情况，以减少心脑血管疾病的发生。在此间要力求保持心情舒畅、心境平和，使体内的气血和顺，不扰乱机体内闭藏的阳气。

第七章
中医体质养生

第一节 中医体质

一、中医体质

体质是人类生命活动一种重要的外在表现形式，它是指机体在生命活动过程中，在先天禀赋和后天获得的基础上所形成的形态结构、生理功能和心理状态方面综合的、相对稳定的固有特质。它是人类在生长发育过程中所形成的与自然、社会环境相适应的人体个性特征。体质能够反映和影响机体的健康状态和水平，不同体质者的身体结构、功能代谢以及对内外界应激的反应等各有不同，因而对相同的病因和疾病有不同的易感性，进而呈现不同的健康或疾病状态，患病后疾病也具有不同的发展和转归倾向。

中外自古就有对体质现象的研究和阐述。早在古希腊，"医学之父"希波克拉底就提出了人有不同的气质，而气质的不同归因于每个人体内的血液、黏液、黄胆汁和黑胆汁这4种体液的构成比例不同，进而形成了不同的气质特质，此即"体液说"。

重视人的体质及其差异性更是中医学的一大特色。中医对体质的详细论述可以追溯到春秋战国时期的《黄帝内经》，后世各医家在其基础上又有各自的丰富和发展。20世纪70年代始，以王琦为代表的一批学者明确提出了"中医体质学说"的概念，并对历代医家有关体质理论与临床应用经验进行挖掘整理与理论凝练，逐渐建立和完善了中医体质学。中医体质学说是中医理论的重要组成部分，是中医"以人为本，因人制宜"核心思想的体现，对中医养生防病、辨证论治和康复起着重要的指导作用。

人体体质的形成取决于两个因素：先天遗传特质以及后天环境因素。承袭自父母的遗传特征，构成了个体在体质方面的基础及差异。后天内外界环境因素的变化，则会影响个体脏腑经络、气血津液等功能活动，因而亦会影响甚至改变着体质。因此，人的体质是千差万别的，而且并非是固定不变的，而是随着内外环境的变化而变化。

每个人都应该经常审视自己，清楚认识自身当前的体质状态和类型，并根据不同的体质状态，主动调整内外部环境，改善环境条件、合理饮食、适度锻炼等，保持身体良好的体质状态，纠正体质偏颇，提高适应及调节能力，增强抗病能力，从而达到防病延年之目的。

二、王琦教授体质九分法

王琦，北京中医药大学终身教授，博士生导师，国医大师，享受国务院特殊津贴的有突出贡献的专家，国家级名老中医。王琦教授及其团队继承了古代及现代体质分型方法的临床应用原则，以及现代学者的阴阳、气血津液的盛衰、虚实变化为主的分类方法，通过文献学研究方法，对体质分类及特征进行客观表述，结合临床实践，提出了体质九分法，将人的体质分为平和质、气虚质、阳虚质、阴虚质、痰湿质、湿热质、瘀血质、气郁质、特禀质9种基本类型。

1-平和质

平和质者阴阳气血调和，因而体形匀称健壮、面色红润、精力充沛，不易疲劳；头发稠密有光泽，双眼有神；鼻色明润，嗅觉灵敏，味觉正常；舌色淡红，苔薄白，脉和缓有力；睡眠佳，胃纳良好，二便正常；性格随和开朗，对自然环境和社会环境适应能力均较强，耐受寒热，不易患病。

2-气虚质

气虚质者元气不足，常有疲乏、气短、自汗等表现。他们形体消瘦或偏胖，肌肉松软不实；平时精神不振，气短懒言，语音低弱；易出汗，舌淡红，舌边有齿痕，脉搏较弱；性格偏内向，不喜欢冒险；不耐受风、寒、暑、湿邪，易患感冒、内脏下垂等病，病后康复缓慢。

3-阳虚质

阳虚质者阳气不足，常有畏寒怕冷、手足不温等虚寒表现。他们往往形体白胖，肌肉松软不实；平素怕冷喜暖，喜欢温热饮食；精神不振，常常自汗，小便清长，大便时稀；舌淡胖嫩，脉沉迟乏力；性格多内向，耐夏不耐冬，不耐受风、寒、湿邪，易患痰饮、肿胀、泄泻等病，感邪易从寒化。

4 - 阴虚质

阴虚质者阴液亏少，常有口燥咽干、手足心热等虚热表现。他们多形体消瘦，面色潮红，喜食冷饮；大便干燥；舌红少津，脉细数；性情多外向、活泼，易急躁；耐冬不耐夏，不耐受暑、热、燥邪，感邪易从热化，易患虚劳、失精、不寐等病。

5 - 痰湿质

痰湿质者痰湿凝聚，常有口黏苔腻等痰湿表现。他们往往腹部肥满松软，面部皮肤油脂较多，多汗且黏；精神倦怠，懒动嗜睡；常感胸闷，痰多，口黏腻或甜；喜食肥甘甜黏食物，舌体胖，苔腻，脉濡或滑；性格偏温和、稳重，多善于忍耐；对梅雨季节及湿重环境适应能力差，易患消渴、中风、胸痹等病。

6 - 湿热质

湿热质者湿热内蕴，常有面垢油光、口苦口干、苔黄腻等湿热表现。他们形体中等或偏瘦，面部易生痤疮；身重困倦，大便黏滞不畅或燥结，小便短黄；男性阴囊常潮湿，女性易带下增多；舌质偏红，苔黄腻，脉滑数，性格急躁；对夏末秋初湿重或气温偏高的季节和环境较难适应，易患疮疖、黄疸、热淋等病。

7 - 血瘀质

血瘀质者血行不畅，常有肤色晦暗、舌质紫暗等血瘀表现。他们的皮肤容易出现色素沉着、瘀斑；口唇暗淡，舌暗或有瘀点，舌下络脉紫暗或增粗，脉涩；易烦躁，易健忘；不耐受寒邪，女性下腹部易有肿块，伴有胀、满、痛或异常出血等。

8 - 气郁质

气郁质者气机郁滞，常有神情抑郁、忧虑脆弱等气郁表现。他们大多形体偏瘦，舌淡红，苔薄白，脉弦；性格内向不稳定、敏感多虑，有的表现为整日神情抑郁，烦闷不乐，而有的则急躁易怒；不适应阴雨天气，受精神刺激时，易发作歇斯底里，易患梅核气、百合病（神经官能症、癔病）及郁证等。

9- 特禀质

特禀质多有先天失常，如生理缺陷、过敏体质等，常表现为哮喘、风团、咽痒、鼻塞、喷嚏等；患遗传性疾病者多有家族聚集特征；他们对外界环境适应能力较差，患病易久治不愈。

体质类型可以采用自测法判定，读者可以参考中华中医药学会《中医体质分类与判定》（ZYYXH/T157-2009），根据自身近一年的体验和感觉回答其中《中医体质分类与判定表》的问题，根据回答情况计算原始分及转化分，依标准判定自身体质类型。

第二节　九种体质人群的养生指导

一、平和质人群的养生要点

平和体质者先天禀赋良好，养生重在维护，以不伤不扰，顺其自然为原则。因此只需保持原有的生活规律，做到起居有常，饮食有节，劳逸结合，适量运动，维持自身健康平和的状态。先天不足、体质偏颇者，如能改变自身不良的生活方式和习惯，根据自身体质特点积极调养，也可转化为平和体质。

1- 起居养生：起居有常，睡眠充足

平和质者应始终保持日常生活有规律，做到起居有常，合理作息。所谓"静卧而血归于肝"，因此要保证充足睡眠，以补养气血，每天睡足 7 ~ 8 小时。尤其要保证夜间十一点到凌晨三点间的睡眠，因此时是胆经和肝经气血最活跃的时刻，此时如果熬夜，肝胆得不到充分休息，会使肝失疏泄。

此外，还需遵循自然规律，顺应四时起居，春夏晚睡早起，秋季早睡早起，冬季早睡晚起，以保持机体平和健康状态。

2- 膳食养生

（1）膳食均衡，食物多样

平和体质人群的饮食关键在于膳食平衡，食物多样化。要按照《中国居民膳食指南》的原则，均衡摄入谷类、蔬菜水果、肉蛋类、奶制品、豆制品，适当限

制食盐和烹调油的量。还要注意饮食不宜过饱，饭吃八分饱即可，否则容易造成身体气血亏虚。现代社会物质生活富裕，人们多嗜好肥甘厚腻饮食，可定期斋戒，通过吃素食清理肠胃，促进经络气血畅通，减少气血瘀滞的发生。

（2）四气五味调和，不可偏嗜

食物有酸、苦、甘、辛、咸五种味道，称为五味，五味各有所归之脏。食物还有寒、热、温、凉、平五性，五性又可归为阴阳之性。因此，欲使人体脏腑协调，保持阴阳平衡，必须均衡地摄入五味，不可过于偏嗜某类食物。

（3）四时食宜

平和体质者还应根据不同季节的气候特点，调理饮食，以维持体质的平和状态。

春季：阳气初生，宜适量多食辛甘食物以发散阳气，如韭菜、萝卜、菠菜、春笋等。

夏季：气候炎热，饮食宜清淡，宜适量多食清热解暑之品，如西瓜、番茄、黄瓜、苦瓜、冬瓜、绿豆、鸭肉、鸡肉等。长夏时节，可选用丝瓜、莲子、薏苡仁、扁豆、茯苓、藿香等食物，以健脾利湿。

秋季：气候干燥，因此宜食润燥滋阴的食物，如银耳、燕窝、蜂蜜、梨、荸荠、柿子、百合等，少吃辛辣、油炸等干燥食品。

冬季：天寒地冻，阳气衰微，此时宜食用温热散寒之物，如大白菜、板栗、红枣、黑豆、羊肉、牛肉、胡椒等。

3 - 运动养生

适量运动是 WHO 提出的"健康四大基石"之一，《吕氏春秋》云："流水不腐，户枢不蠹。"因此，平和体质者应当坚持适量运动，选择快走、慢跑、游泳、太极拳、八段锦等有氧运动，持之以恒，以增强体质、延年益寿。

4 - 经络养生

平和体质的基础是气血充足、阴阳协调。可以进行经络、穴位调养，以舒经活络、行气活血，保持体质的平和状态。

最常用的养生经络是足阳明胃经，其上的足三里穴是保健要穴，古称"长寿穴"，位于外膝眼下四横指、胫骨边缘处。可以常用拇指点按或以拳击打足三里穴，以感觉酸胀为度，每日至少按摩 1 次，按摩时间在早上 7 ~ 9 时为宜，因此时是胃经气血最旺盛的时间。也可使用艾条灸足三里穴。

5 - 情志养生

不良情绪会导致身体五脏不和，精气耗损，体质出现偏颇。因此，平和体质的人要保持静心、心态平和，做到"不以物喜，不以己悲"。可以借助琴棋书画以怡情，经常走进大自然放松心情，调养情志。要善于寻找适当的途径排解不良情绪，预防脏腑气血失调。

二、气虚质人群的养生要点

气虚体质者元气不足，气息微弱，脏腑功能低下，因此养生重在补培元气。而肾为元气之根，脾为生气之源，因此气虚者补气重在健脾益肾。

1 - 起居养生

（1）劳逸结合，避免过劳

"劳则伤气"，过度疲劳会引起气血不运，脏腑失调。因此，气虚者应注意休息，保证良好的睡眠，避免熬夜伤气。但也不可久坐、久卧不动，"久卧伤气"，因而要适度活动，使气血流通，促进脾胃运化，滋养四肢骨骼，促进代谢，维持身体正常生理功能。

（2）防范外邪，预防感冒

气虚体质者不耐受风、寒、暑、湿邪，特别容易感冒。日常生活应注意谨避风寒，防治劳汗当风、外邪侵袭。剧烈天气变化、季节交替时，尤要注意防范感冒。如春季做好"春捂"，不要过早减少衣物。夏季一方面要注意避暑祛湿，防止大汗大渴之下伤津耗气，又不可过于贪凉，少吹空调。冬季减少户外运动和出汗，防止受寒。

2 - 膳食养生

水谷之气是形成人体之气的物质基础，因此膳食调养对于气虚者非常重要。

（1）补脾益气

通过饮食调整以健脾益肾、补培元气是气虚质者重要的养生手段。推荐食物如下：粳米、糯米、薏米、莜麦、马铃薯、红薯、豇豆、白扁豆、香菇、山药、芡实、大枣，栗子、菱角、蜂蜜、人参，牛肉、鸡肉、鲫鱼、鲈鱼等。

（2）气血双补

中医认为"气为血之帅，血为气之母"，血为气的功能活动不断提供营养物质，血盛则气旺，血虚则气衰。因而在补气的同时兼顾补血，往往会收到更好的效果。常见气血双补的食物有黄豆、花生、榛子仁、牛肉、驴肉、黄鳝、章鱼、鲇鱼、鳜鱼等。

3 - 运动养生

脾主四肢，运动有利于脾胃运化，使气血通达周身，充分滋养身体各个部分，从而有利于气的生成，可以改善气虚体质。缺乏运动，会导致四肢肌肉无力松软，代谢缓慢，气血壅滞，脾气亦受损。

（1）运动方式

气虚质人群体能偏弱，"过劳伤脾"，过度运动会导致疲劳、咳喘、眩晕等不良反应。因此，气虚质者不宜进行大运动量的体育锻炼，而适合较柔缓的体育运动，如散步、慢跑、太极拳、太极剑、八段锦等，通过这些运动，强身健体、益脾肺、固肾气、壮筋骨，逐渐改善体质状态。也可采用坐式练功法促进气血生化增强脏腑功能。

（2）注意事项

气虚质者运动宜遵循"低强度、多次数、量力而行、适可而止、循序渐进、贵在坚持"的基本原则。每次运动的时间不宜过长，强度不宜过大，做到"形劳而不倦"。晨起或晚间锻炼，要避免汗出过度，以防气随汗而耗散，被风吹到又容易感冒，耗损元气。

4 - 经络养生

气虚体质者往往脾、肺、肾功能比较弱，正气不足，因此经络保健以补益气血为原则，给予补肺理气、健脾益气、温肾纳气。可经常按揉或艾灸气海、足三里、膻中、神阙等穴位。饭后或睡前摩腹，有利于脾气运化功能的正常发挥。摩擦腰部，可强壮肾气。

5 - 情志养生

气虚质者容易过度思虑，"思则气结"，导致脾气停滞，气血不足。故气虚质者应清净养藏，祛除杂念，不躁动，少思虑。多参加有益的社会活动，多与别人沟通，培养豁达乐观的生活态度。不可过度劳神，避免过度紧张，保持稳定平和的心态。

三、阳虚质人群的养生要点

阳虚体质者体内阳气不足，无法温煦、润养形体，导致身体虚寒，畏寒怕冷。因而养生重在固护阳气。

1 - 起居养生

（1）睡眠充足

夜间23时，人体阳气开始升发，至正午11时，人体阳气最旺盛，之后阴气初生，至23时达最盛。因此，应在夜间23时及时入睡，以保护初生的阳气，正午11时小睡片刻，以封藏阳气。冬季要早睡晚起，以保护阳气不损耗。

（2）培补阳气，避寒就温

阳虚质者多怕寒喜暖，耐春夏不耐秋冬。因此，春夏宜多进行户外活动，多晒太阳，培补阳气。夏季要避免长时间待在空调房间，开空调时室内外温差不要过大，睡觉时不宜直吹电扇，避免在树荫、水亭及过堂风大的过道久停。冬季要注意保暖，尤其要注意腰背部的防寒保暖，因为阳气之本在于肾，需防风邪、寒邪通过腰背部侵袭腧穴脏腑，损伤阳气。

2 - 膳食养生

（1）温补脾肾阳气，忌食生冷

阳虚体质者应多食用甘辛温热补益之品，可配合辛温发散的食品，以补充身体的热量与阳气。适宜的食品如下：韭菜、葱、生姜、蒜、茴香、胡椒、辣椒，海参、虾、草鱼、黄鳝、鲍鱼，羊肉、牛肉、狗肉、鸡肉、桂圆肉、樱桃、榴莲、荔枝、板栗、大枣、核桃、冬虫夏草等。

阳虚质者应少食苦寒之品，如苦瓜、黄瓜、芹菜、梨、火龙果、西瓜、柚子等；忌食生冷、冰冻之品，即使在盛夏也不要多食寒凉之品。忌所有冰镇饮料、冰激凌等；如吃寒性食物，应选择焖、蒸、煮、炖的方法，可减少寒凉之性。

（2）减少食盐的摄入

水液正常代谢，依赖阳气温运气化，如脾阳不足，则运化水湿功能失职。如肾阳不足，则蒸腾气化功能减退，导致水液运行障碍，蓄积体内，泛滥于脏腑与躯体之间成为水肿、痰饮等证。因此，阳虚质者宜减少食盐的摄入，每日食盐摄入量应低于5g，以免造成水钠潴留，使组织水肿、体重增加、血压增高。

（3）四时食宜

春季阳气升发，阳虚体质者应多食用辛甘、微温之品，以助春阳之升发，可食用茯苓、山药、莲子、薏苡仁、菠菜、芹菜等。春季阳虚质者不宜过多食用酸性食物，因酸性收敛，不利于阳气升发。

夏季可适当多食酸性食物，因夏季多汗，酸性食物可固护体表，防止出汗过多而损伤阳气。可食用杨梅、草莓、番茄、豆类、动物肝脏、虾皮等。

秋冬季节阳虚质者要多食具有御寒功效的食物，以温养身体。可选用羊肉、狗肉、胡椒、肉桂等。

3 - 运动养生

"动能生阳"，故阳虚质者平时应多进行户外活动，以舒展阳气。

（1）运动方式

阳虚质者宜选择强度不大、动作缓和的户外有氧运动，传统的太极拳、八段锦、五禽戏等功法是最佳选择，也可以选择慢跑、散步、骑自行车、做广播操、舞蹈等运动，适当短距离跑和跳跃运动，如跳绳可以振奋阳气，促进阳气的生发和流通，同时可以适当做空气浴和日光浴。平时还可以做提肛运动，以使全身气血通畅，调理五脏之阳气。阳虚质者不适宜游泳，以免损伤脾阳。

（2）注意事项

根据中医理论"春夏养阳，秋冬养阴"的观点，阳虚质者应在春夏天多进行户外活动，且以上午阳光充足时为最佳。天气湿冷时尽量减少户外活动，以免感受湿邪损耗阳气。大汗会损伤阳气，因此运动量不宜过大，应以手脚温热、面色红润、微微出汗为度。

4 - 经络养生

阳虚质人群的腧穴保健以温化水湿、畅通气血、温补阳气为主。常用的温阳穴位有神阙、气海、关元、中极，以及百会、命门。可以在三伏天或者三九天，尤其在阴历月末的晦日（指阴历每月的最后一天，即大月三十日、小月二十九日），也就是最热或最冷的时候，选择1~2个温阳穴位用艾条温和灸。

日常可做温阳穴位按摩操，每晚临睡前，将右腿盘在左腿上，用拇指点压右腿的涌泉穴，直至有酸胀感，每天50~100下；或将右手拇指指腹放在患者头顶百会穴上，适当用力按揉1~2分钟，每天1次；也用穴位按压工具或拇指按压与足外侧申脉穴处，一松一放反复数次，直至足部有明显酸胀感。平时还可以经常进行腰背部的按摩、捶打，有利于舒筋活络，温养全身。

5 - 情志养生

喜属阳，悲属阴。阳虚质者一般性格较为沉静、内敛、敏感，容易心神不稳定。在遇到情感困扰、环境变化、久坐不动、阴霾天气、秋冬寒冷季节时容易抑郁、忧愁、悲伤。故阳虚质者应主动进行自我调整，通过转移注意力或向他人倾诉，排解不良情绪。平时可多听一些激扬、向上的音乐，以调动情绪。

四、阴虚质人群的养生要点

阴虚体质者体内津液精血等阴液亏少，滋润、制约阳热的功能减退，导致阴不制阳，而出现燥、热等阴虚内热等表现。因此，阴虚质者养生重在滋补肾阴、壮水制火。

1 - 起居养生

睡眠是很好的补阳滋阴的方法。阴虚质者容易失眠，因此要合理安排好饮食生活，提高睡眠质量。熬夜会虚耗阴液，因此阴虚质者要保证充足的睡眠，尤其是要保证夜间睡眠，不要熬夜。

阴虚质者工作不宜过于紧张，夏季不要在高温酷暑的环境中工作和生活，尽量避免剧烈运动，以免大汗伤阴。冬季活动以室内为主，以固藏阴精。此外，需知肾阴是一身阴气之本，阴虚体质者要节制房事，惜阴保精。

2 - 膳食养生

（1）滋阴清热

阴虚体质膳食养生关键在于补阴。用滋补肾阴食物，以滋阴潜阳为法，药食同源的银耳、燕窝、黑芝麻、冬虫夏草、阿胶、麦冬、百合、雪梨等是养阴佳品。此外，还可多吃蜂蜜、糯米、绿豆、乌贼、龟、鳖、海参、鲍鱼、螃蟹、牛奶、牡蛎、蛤蜊、海蜇、猪肉、兔肉、鸭肉、猪皮、豆腐、甘蔗、桃子等。

阴虚质者因有内热，故可多食芹菜、香蕉、西瓜、冬瓜、菊花、板蓝根、苋菜、绿豆芽、黄豆、小米、荞麦等具有清热作用的食物。

（2）保血养血

中医认为，津血同源，津能生血，血也可生津。因此，阴虚质者要滋阴、养血相结合。可食用黑木耳、海参、甲鱼、阿胶等。

（3）四季食宜

春季：阴虚质者容易肝火旺盛，春季是清肝火的好时机，可食用芹菜、苦瓜、野菜，饮用绿茶、菊花茶、莲子心茶等。

夏秋季：阴虚者耐寒不耐热燥，因此要注意夏热秋燥时节的饮食选择。夏季饮食宜清淡，多食汤、羹类膳食，以及蔬菜瓜果等，少吃辣椒、肥肉等食物；秋季多吃梨、葡萄、大枣、柑橘、柿子、百合、荸荠等食物，可以滋阴润燥、生津止渴。

冬季：阴虚体质者需当心饮食厚腻造成的阴虚胃热，要注意节制饮食，宜清淡、远肥腻厚味、辛辣温燥之品，注意补充黄绿色蔬菜和水果，如南瓜、荸荠、芹菜、萝卜等。

3 - 运动养生

阴虚质者可选择太极拳、太极剑、八段锦、内养操、长寿功、固精功、保健功、内练生津咽津的功法等动静结合的传统健身项目。皮肤干燥者可多游泳，不宜洗桑拿。但要注意阴虚质者由于体内津液精血等阴液亏少，阳气偏亢，所以运动量不宜过大，也不要在炎热的夏天或闷热的环境中运动，以免出汗过多，损伤阴液，还要注意及时补充水分。

4 - 经络养生

阴虚质者经络保健以滋补肝肾、养阴降火为主。常用补阴穴位有三阴交、太溪、照海、太冲、太渊、肺俞、肾俞、涌泉等。刺激上述穴位，或对特定经络进行刮痧，使阴虚体质者达到滋补阴气，改善体质的目的。阴虚质者有火时，可以按摩阳陵泉穴，起到清热降火的作用。

5 - 情志养生

阴虚质者由于身体内阴液缺乏而容易虚火上扰，常表现为性情急躁、时常心烦易怒。这种情绪上的亢奋会加重虚火的外越，加速消耗阴血，助生燥热，加重阴虚体质的偏颇，成为恶性循环。因此，阴虚质者精神调养的原则是宁静安神，平时宜克制情绪，遇事冷静。要学会正确对待生活中的喜忧与苦乐，无论顺境还是逆境，都应该保持平和的心态。生活中培养一些爱好，如书法、下棋，听舒缓的音乐，可以陶冶情操，怡情悦性，缓和情绪。

五、痰湿质人群的养生要点

痰湿体质者多脾虚，或先天不足，或后天过食肥甘食品，或因疾病造成水湿停聚而湿浊留滞，因而痰湿质者养生重在健脾利湿、化痰泄浊。

1 - 起居养生

痰湿体质之人以湿浊偏盛为特征，因此其对湿重环境适应能力差，生活起居重在祛湿避寒。因此，工作、居住环境宜向阳干燥，衣着应透湿散气，避免受寒雨淋。夏季少用空调，以免汗出不彻，在体内化为热。平时应多进行户外活动，经常晒太阳，以驱散湿气，振奋阳气，通达气机。熬夜容易加重痰湿体质，故应合理作息，不要熬夜。

2 - 膳食养生

（1）健脾祛湿，忌肥甘厚味，忌饱食

痰湿体质者可多食用具有健脾利湿、化瘀祛痰的食物，如山药、芡实、海蜇、洋葱、白扁豆、赤小豆、蚕豆、冬瓜、芥菜、香椿、薏米、莲子、玉米等。生姜具有非常好的散湿作用，还可暖脾胃，促进发汗排湿，推荐痰湿质者适量食用。

痰湿体质者喜食肥甘厚味的食物，并且食量大，所以应戒除肥甘厚味、戒酒，忌暴饮暴食和进食速度过快。中医认为"酸甘化阴"，阴就是津液，痰湿质本来就津液多，因此宜减少酸甘食物的摄入，如乌梅、李子、石榴、桃子、橘子、甘蔗、板栗等，否则痰湿会更加严重。

痰湿质的人，脾胃运化能力较弱，因此，宜控制食量，每餐吃八分饱即可。此外，痰湿质者还需重视早餐，禁夜宵，常吃夜宵，会伤阳气，并促生痰湿体质。

（2）四时食宜

夏天不能贪凉饮冷，不能吃冰激凌和冰箱里拿出来的冷菜，以免损伤脾胃；夏秋之交，湿气较重，痰湿质者忌食生冷油腻；秋季凉爽干燥，痰湿质者应抓住大好时机进行调养；冬季饮食需温热，以护脾胃存阳气。

3 - 运动养生

（1）运动方式

痰湿质人群体内痰湿郁久，则阴气鼎盛，阳气不举，阴盛阳衰。常运动，微出汗，可提升阳气，排逐湿邪，长久坚持就能起到改善痰湿体质的效用。运动锻炼以有氧运动为主，可选择一些缓和、易于坚持的运动项目，如慢跑、游泳、武术、八段锦、五禽戏、太极拳、太极剑等，或者适合自己的各种舞蹈及球类运动；也可选择举重、平衡球等力量耐力锻炼以增加身体肌肉含量；也可选择站桩功、保健功、长寿功等养生功法。

（2）注意事项

痰湿者运动时间可选择下午2点到4点阳气极盛之时，运动时适当出汗，使湿邪排除即可，不宜汗出过多、过急，尤其是秋冬季节见汗即可，循循排出避免伤阳气。

4. 经络养生

痰湿质往往是由于脾的运化功能失调引起的，以致营养不能被人体充分利用而转化成了半成品即痰湿，所以有"脾为生痰之源"的说法。所以痰湿质经络养生主要是通过推拿按摩人的脾胃经或点按这些经络上的穴位，来达到健脾利湿、祛痰的功效。常取的穴位有承山、太冲、列缺、丰隆、阴陵泉、地机、天枢、承浆、蠡沟、胃俞。

日常可做健脾化湿经络按摩操：手按合谷压承山，阴陵泉有丰隆配。双手摩腹通三焦，益气健脾利水湿。

5. 情志养生

痰湿质者性格温和，处事稳重，为人恭谦，多善忍耐，也怕事懒动。遇事当保持心境平和，及时消除不良情绪，节制大喜大悲。平时多培养业余爱好，多参加各种活动，多听轻松音乐，以动养神。

六、湿热质人群的养生要点

湿热体质者水湿津液久留不除，进而化热，因此其养生重在清利湿浊，清泻伏火。

1. 起居养生

湿热质者以湿热内蕴为主要特征，对夏末秋初湿热气候、湿重或气温偏高环境较难适应。因此，应尽量避免在炎热潮湿的环境中长期工作和居住。居室宜尽量保持干燥、空气清新，要常开窗通风，在空调房待的时间不宜过久。衣着宽松，以天然纤维、棉麻、丝绸等质地的衣物为佳。注意个人卫生，预防皮肤病。平时多进行户外活动，以舒展阳气，调达气机。但在盛夏暑热较重的季节，应减少户外活动的时间。保持充足而又规律的睡眠，保持二便通畅，防止湿热瘀聚。

2 - 膳食养生

（1）清淡饮食、清热化湿

湿热质者饮食宜选清淡素食，少甜食、肥甘、厚味、辛辣食物，戒酒，以免湿浊内生。多摄取有助于清热化湿的食物，如薏米、茯苓、玉米、绿豆、红小豆、白扁豆等。多吃新鲜蔬果及甘寒、甘平的食物，如冬瓜、甘蓝、茼蒿、芹菜、番茄、大白菜、生菜、空心菜、苋菜、豆芽菜、苦瓜、黄瓜、油麦菜、西瓜、草莓、甜瓜、柚子、椰子、甘蔗、梨等。

湿热质者应少食温阳食物如狗肉、鹿肉、羊肉、牛肉、鳝鱼、胡椒、辣椒、生姜、花椒等。忌食大热大补的药物及食物，如银耳、燕窝、雪蛤、阿胶、蜂蜜、麦芽糖、熟地、大枣、黄芪、黄精等。尽量避免烤、炸、煎等烹调方式。

（2）四时食宜

湿热体质者四季保养关键在夏季，因为夏季是最容易出现或加重湿热的季节。长夏时可适当多食用健脾化湿的食物，如扁豆、薏米、冬瓜等，红豆薏米粥是湿热体质者夏季清热利湿的最佳饮食。

3 - 运动养生

（1）运动方式

湿热质人群体内阳气充足，内有蕴热，可适当选择较大强度、大运动量的运动，以消耗体内多余的热量，排泄多余水分。可选择中长跑、游泳、爬山、球类、武术、瑜伽、太极拳、广播操等。气功方面，以动桩功、保健功、长寿功为宜。使全身各部位都能活动，以助气血运行为原则。特别在春季要多做筋骨肌肉关节的舒展运动，以利肝胆功能的发挥。

（2）注意事项

在盛夏暑湿较重的季节，气温高、湿度大，应减少户外活动。可选择清晨或晚间相对凉爽时进行适量运动，有利于排湿毒。运动后要及时补充水分。

4 - 经络养生

湿热质者的腧穴保健以疏利肝胆、清热利湿为主。首选足太阳膀胱经的穴位进行治疗，刺激膀胱经以疏通全身气血，将湿热瘀滞在体内的邪气排出体外。可选取的穴位有合谷、肺俞、八髎穴、阴陵泉、阳陵泉、支沟、支正、曲泉。可做祛湿清热穴位按摩操。

5 - 情志养生

湿热质者多急躁易怒，因此要合理安排好自己的生活和工作，培养广泛的兴趣爱好，遇事主动进行自我调整，多转移注意力，多听轻松、舒缓的音乐，学会控制情绪。

七、血瘀质人群的养生要点

血瘀体质者多血行不畅或者瘀血内阻，因此养生重在活血化瘀、疏经通络。

1 - 起居养生

血瘀体质者保养的关键季节是春天，因为春天肝气旺盛而升发。而肝主藏血，故在春天应充分发挥肝脏的功能，使之气血调畅。此时穿衣宜宽松，头发尽量蓬松，不要扎紧。要多进行户外活动，不要待在室内，以利于气血的生发。

中医认为，血得温则行，得寒则凝。因此，血瘀质者要避免寒冷刺激。秋冬季节注意保暖，根据天气变化适时添加衣物，外出活动锻炼以早晨9点后或下午为宜。

2 - 膳食养生

血瘀质者气血瘀滞，进而化寒，随之生热，因此饮食重在活血化瘀、生血、行气。

红色食物能养心祛瘀，可适当使用。可选用的食物有山楂、莲子、莲藕、黑豆、海带、芒果、橙子、柚子、大枣、木耳、香菇、丝瓜、油菜、羊血、黄酒、葡萄酒、白酒等。其中山楂是血瘀质者的食疗佳品，但宜煮熟后再吃。血瘀质者还可适量饮酒，常吃醋，以活血化瘀、疏肝解郁。

易产气、肥腻之品及甜食，如甘薯、芋头、蚕豆、肥肉、奶油等，较难消化，多食会影响脾胃的运化功能，故血瘀质者最好少食用。血瘀质者忌食寒凉，要多喝水，以稀释黏稠的血液。

3 - 运动养生

（1）运动方式

合理的运动可促进气血流通，起到调理体质的作用。因此，运动是活血化瘀最简便有效的方法。由于"心主血脉"，所以应该多做一些有益于心脏、促进气血运行的运动，如中慢速跑步、游泳、太极拳、太极剑、八段锦、易筋经、五禽戏、徒手健身操、保健按摩术、舞蹈、快步走等都是适宜的运动项目。

（2）注意事项

血瘀质人群心血管功能一般较弱，运动强度不宜过大，运动时要做好自我监测，如有胸闷或绞痛，呼吸困难、恶心、眩晕、头痛等异常感觉，应立即停止运动，及时就医。

4 - 经络养生

血瘀质者的腧穴保健以活血通络为主，通过保健按摩来调节肌肉的收缩和紧张，以促进血液循环，使气血通畅、瘀者得疏、滞者得行，从而起到"活血化瘀、祛瘀生新"的作用。常用的穴位有膈俞、血海、印堂、膻中、头维、太阳、肝俞、委中、曲池、五枢等。

5 - 情志养生

七情郁结可致气滞，进而引起血液的运行瘀滞。因此血瘀质者保持精神愉快，有利于体质的改善。要培养乐观的情绪，可在家中种植花草，可多听些柔缓的音乐来调节情绪。

八、气郁质人群的养生要点

中医认为"百病皆由气而生"。气郁体质者长期情志不畅，气机郁滞，因此养生重在疏肝理气、开郁散结。

1 - 起居养生

气郁质者多有气机郁结倾向，因此要有意识地培养自己开朗、豁达的性格。

多参加有益的社会活动，努力培养一些兴趣爱好，进行适当的运动、户外活动和社会交往，以放松身心，和畅气血，可以起到畅达情绪，减少忧郁的作用。室内常通风，装修明快、亮丽。

2 - 膳食养生

（1）疏肝理气、调理脾胃

肝主疏泄，若气机不畅，则会气郁，气行血行，气滞则血瘀。因此气郁质者饮食关键在疏肝理气、补益肝血。平时可常饮用菊花茶，或适量饮酒以行气通血脉。还可以多吃些具有调理脾胃功能的食物，如大麦、荞麦、高粱、豆豉、刀豆、萝卜、佛手、香橼、茴香、黄花菜、海带、海藻、葱、姜、蒜、薄荷、紫苏、橙子、柚子、柑橘、金橘、玫瑰花、茉莉花、山楂等。

气机郁滞，肝郁不舒，可使脾失健运。气郁日久，可导致气血失调。因此气郁质者饮食需多摄入有健脾养心安神之功的食物，如小麦、小米、大枣、百合、莲子、牡蛎肉、龙眼肉等。

（2）饮食禁忌

气郁质者易情绪波动而引起肝气不舒，因此不宜食用韭菜、辣椒、茴香、香椿、葱、姜、蒜等性温的食物以及羊肉、狗肉、牛肉等甘温助火的食物。

酸能收、涩，可影响气机运动，故气郁质者应少食收敛酸涩之物，如乌梅、石榴、青梅、杨梅、杨桃、酸枣、柠檬、李子、泡菜等。

肥甘厚腻之物易生痰湿，且久食伤脾，导致脾气壅塞结滞，影响运化功能，故气郁质者应少食油煎、油炸食品、肥肉、动物内脏、甜食等。

寒性凝滞，影响人体气血运行，加重气郁，故气郁者也应少食冰冻寒凉之物，如雪糕、冰激凌、冰冻饮料等。

气郁质者易失眠，因此睡前应避免喝茶、咖啡等刺激性饮料。

3 - 运动养生

气郁质长期情志不畅、气机郁滞，而运动可起到调整气机、舒畅情志的作用，因此气郁质者应经常参加运动锻炼。跑步、登山、打球、器械健身、游泳、武术、垂钓、下棋、气功、瑜伽、打坐等都可以起到鼓动气血、疏肝理气、改善情志的作用。

此外，气郁质人群还应多安排外出旅游。多参加群体性体育运动项目，在群体活动中舒畅情志。强壮功、放松功、"六字诀"中的"嘘"字功导引功法，也有开郁导滞、调理气机的作用，练习时应着意加强呼吸吐纳的锻炼。

4 - 经络养生

气机的舒畅与肝的关系密切，足厥阴肝经的穴位可以调理气机的运行，改善气郁体质。还可选取足厥阴肝经的循行路线，进行经络敲打，每次敲打 1 个来回，每日 2 次，10 天为 1 个疗程。常取穴位有太冲、悬钟、水沟、行间、肝俞、膈俞、后溪、合谷。

5 - 情志养生

气郁质者性格内向不稳定、忧郁脆弱、敏感多疑。因此要鼓励自己热爱生活、积极向上，主动寻求快乐，多参加有益的社会活动，提高学习和工作热情；要自我培养积极进取的竞争意识和拼搏精神，知足常乐，胸襟开阔，培养开朗、豁达的性格。

九、特禀质人群的养生要点

特禀体质者多是先天形成的一种特殊的体质状态，无特殊调治方法，因此养生重在顺应气候，过敏体质者需益气固表、养血息风。

1 - 起居养生

特禀质多是由于先天性或遗传因素所形成的一种特殊体质类型，此类人群应根据个体情况调护起居。尤应注意过敏季节要尽量减少户外活动，尽量避免接触冷空气及明确知道的过敏物质。居室常通风，保持空气清新。日常生活用物如枕头、棉被、床垫、地毯、窗帘、衣橱易附有尘螨，应常清洗、日晒。外出也要尽量远离花粉及粉刷油漆的空气，以免受到刺激而诱发过敏病症。

2 - 膳食养生

特禀质者宜食性质平和、清淡偏温的食物，如谷类、绿色及深色蔬菜。多吃补养肺气的食品，可减少过敏的发生，如马铃薯、红薯、山药、栗子、大枣、雪梨、兔肉、泥鳅等。多食益气固表的食物及药物，食物如鹌鹑、黄鳝、燕窝、木耳、银耳、花生、核桃、百合、松子等。药物如黄芪、当归、乌梅、灵芝、太子参、黄精、百合、杜仲等。避免吃容易诱发过敏的食物，如海鲜、蛋、奶制品、香菇、竹笋、含酒精或咖啡因的饮料等。

不宜多食生冷苦寒、辛辣燥热等寒热偏性明显的食物，也不宜食用过敏性食物，如香菜、芹菜、油菜、芥菜、无花果、柠檬等。

3 – 运动养生

过敏体质多由先天禀赋不足、后天损伤失养所致，可通过运动的方式加强气血循环，增进免疫力，改善过敏体质。运动方式可选择瑜伽、气功、健身器械、健身操等，"六字诀"中的"吹"字功，可养护先天，培补肾精肾气。

过敏体质的人群应避免在公园等运动场所长时间逗留，有过敏性鼻炎的人，不宜在冬季进行户外锻炼，锻炼时应注意自身的反应，一旦有憋气、咳喘等不良反应时应及时停止运动。

4 – 经络养生

特禀质者常易发生胃肠道和皮肤过敏，故在养生过程中要遵循益气固表、养血消风的原则。在经络选择上以手阳明大肠经和手太阴肺经为主，除了穴位按摩及艾灸疗法，还可根据手太阴肺经循序进行经络拍打。可选取的穴位有尺泽、章门、血海、迎香、神阙、肾俞、曲池、风门、鱼际、大陵、曲泽等。

5 – 情志养生

特禀质的人经常出现过敏，反复发作，会出现悲观、消极、胆怯的性格，不愿意与人交往。所以特禀质的人应该培养乐观情绪，做到精神愉悦，独立自主，自力更生，树立生活的信心。

第八章
运动养生

第一节　运动养生的原则、方法及作用

一、运动养生的原则

传统运动养生具有一套较为系统的理论、原则和方法，强调机体内外的协调统一、形神兼修、圆润和谐。运动养生关键在于实践，必须身体力行。

1 - 掌握传统运动的要领

传统运动的练功要领以调形为主要目的，兼配调息、调神，达到三者的统一。其中，调形是首要目标，调息、调神是关键。调形是形体动作端正到位、优美连贯、圆润灵活，一举一动中表现功法所表达的神韵。调息是保证调神的重要条件，呼吸均匀、柔和、细腻深长，才能安定神志配合动作，一起一落、升降相应都需配合呼吸，以达到按揉体腔脏腑的效果。调神主要是精神专注或意守，神凝则息静，呼吸均匀，导气血运行。调形、调息、调神三者的关系是：以意领气，以气动形，从而外练经脉、筋骨、四肢，内练精神、脏腑、气血，使内外和谐，气血周流，达到全面锻炼机体的作用。

2 - 不骄不躁，循序渐进

传统运动功法动作看似简单，但实际练习时却感觉动作过于复杂，很难掌握，且其追求内外兼修，很难达到动作、呼吸、意念三者的配合。尤其在动作的过程中难以表现出功法特有的神韵。所以，初学者切忌三天打鱼、两天晒网。练习既不能自卑沮丧，又不能急于求成。应戒骄戒躁，从小目标到大目标，一步步去实现，最终达到目的。

3 - 强调适度，不易过量

运动养生即通过锻炼来达到健身的目标，因此，应注重掌握运动量的大小。若运动量太小则不能达到锻炼的目的，起不到健身的功效；太大则机体无法耐受，反而会导致身体过劳受损。孙思邈在《备急千金要方》中指出："养生之道，常欲小劳，但莫大疲及强所不能甚耳。"所以运动养生强调适度，要循序渐进，不可操之过急。

4 - 提倡持之以恒，坚持不懈

习练传统功法，不但要动作到位，还要保持意念、呼吸协调一致，最难的就是在练习中体会和表现出功法特有的神韵。因此传统功法的练习上升到一定的层次绝非一朝一夕的事，要经常而不间断。只有持之以恒，坚持不懈，才能收到满意的健身效果。

5 - 运动时间和环境要有所讲究

运动的时间宜在饭后 1 ~ 2 小时后，以傍晚或睡前 1 小时内锻炼最为适宜。早晨锻炼注意不可过早，古人说："早起不在鸡鸣前"。所以，不可太早起床活动，心脑血管疾病患者尤其要注意不可过早起床。一般在太阳出来后出门锻炼较好，而且锻炼前最好喝杯温开水。中医特有的时间治疗学辨证运用，如早晨锻炼对脾胃较好，中午对心脏保健较好，下午对肺脏较好，而晚上对肝肾较好，太晚与太早都不适宜锻炼。

锻炼的环境也要有讲究。运动可在室内、室外进行，但是总体要求环境光线充足，空气清新，空间不能太小，安静祥和。室外运动不可在马路上及空气污浊的地方，最好是公园、江河湖海边。遇到大风、雷雨、大雾、大雪等异常天气时不可到室外运动。

6 - 辨证练功，因人制宜

人的体质、疾病、个人爱好不同，均决定了运动养生的辨证性，即不同的人应当选用最适合自己的功法，即使同一个功法，其中动作也有所侧重。如阳性体质的人可以选择动作明快、幅度较大的功法以符合舒展阳气的作用；而阴性体质的人，则可选用动作柔缓、幅度较小的功法以符合内敛阴气的作用。

二、运动养生的方法

当前，运动方法可归纳为有氧运动和无氧运动。有氧运动是指以有氧代谢提供能量的运动，表现为强度低、节奏均匀以及连续持久。其可充分、有效刺激血液循环系统、呼吸系统，改善心、肺功能，进而使全身各组织、器官获得充足的氧气和营养供给，保持最好的功能状态。例如散步、慢跑、太极拳、游泳等。无氧运动是指肌肉在"缺氧"的状态下高速剧烈的运动。无氧运动大部分是负荷强度大、瞬间性强的运动，所以很难持续较长时间，而且消除疲劳花的时间也长。例如举重、跳高、跳远、俯卧撑等。无氧运动的最大特征是运动时摄取的氧气量非常低，且速度过快及爆发力过猛，使得机体内的葡萄糖无法及时进行氧气分解，而必须依赖"无氧供能"。这种运动会在体内产生过多的乳酸，导致肌肉疲惫，持续时间短，运动后感到呼吸急促、肌肉酸痛。相对于无氧运动，有氧运动更适合养生，有氧运动养生模式已被世界各国人们承认并接受。为此，有氧运动才是养生中的保健之道。

三、运动养生的作用

1-运动对物质代谢的作用

运动可使机体的物质代谢加快，以维持机体供能。糖是人体最重要的供能物质之一，运动时主要是通过有氧或无氧代谢生成 CO_2、H_2O 或乳酸供能。长时间运动，当糖被大量消耗时，蛋白质分解代谢增加作为能源供应。与此同时，在氧供应充足时，也可消耗大量脂肪增加供能。运动除了加快糖、蛋白质、脂肪三大物质代谢外，还可对机体的水平衡和酸平衡产生影响。人体在运动时，由于出汗，会丢失大量水分和无机盐等，血浆浓缩，体温上升，感到口渴。长时间激烈运动时，乳酸生成较多，当超过肌肉或血液中缓冲系统能力时，会造成酸碱平衡失调，同时可使体液 pH 值变动范围更大，人的运动能力下降，产生运动性疲劳。

2-运动对精神与社会活动的作用

精神依附于身形，身形强健，气血通行，脏腑气机顺畅自然能充养心神，所以经常运动的人，心情就能保持舒畅，不易抑郁烦闷。运动需要坚持不懈以达到形、息、神三者合一的效果，故可以培养人的意志和勇敢精神。传统运动受医理、哲理、教理综合指导，所以在每次的锻炼中要不断体会运动功法的奥妙和真谛，久而久之会给人一种天人合一、明理开朗、身心舒畅的感觉。运动可单独练习，也可集体锻炼，其可为锻炼者提供广交朋友的机会，使人们学会承担社会角色，达到社会适应。

第二节　传统与现代运动调治方法相结合

一、祛病延年——五禽戏

禽，在古代指诸如禽兽的动物；五禽，指虎、鹿、熊、猿、鸟五种动物；戏，即游戏、戏耍。五禽戏，就是指模仿虎、鹿、熊、猿、鸟五种动物的动作和神韵而创编形成的一套健身疗法。

模仿动物的功法早在汉代之前就有，并有不同的流派。2003年国家体育总局组织专家在传统"五禽戏"基础上整理创编了"健身气功·五禽戏"。新整理的"健身气功·五禽戏"既保留了传统"五禽戏"的精华，又融入了现代特色，健身效果明显，其功法相对简单明了，易学易懂，适合五禽戏初学者练习。

（一）中医养生功效

五禽戏属导引范畴，强调意守、调息、动形三者的有机结合。意守可以使精神宁静，神静则可以培育真气；调息可以行气，通调经脉；动形可以强筋骨，利关节。由于是模仿五种禽兽的动作，所以，意守的部位有所不同，动作不同，所起的作用也有所区别。

虎戏即模仿虎的形象，取其神气，善用爪力和摇首摆尾、鼓荡周身的动作，要求意守命门，命门乃元阳之所居，精血之海，元气之根，水火之宅，意守此处，有益肾强腰、壮骨生髓的作用，可以通督脉、祛风邪。

鹿戏即模仿鹿的形象，取其长寿而性灵，善用尾闾，尾闾是任、督二脉通会之处，鹿戏意守尾闾，可以引气周营于身，通经络，行血脉，舒展筋骨。

熊戏即模仿熊的形象，熊体笨力大，外静而内动，要求意守中宫（脐内），以调和气血。练熊戏时，着重于内动而外静。这样，可以使头脑虚静，意气相合，真气贯通，且有健脾益胃之功效。

猿戏即模仿猿的形象，猿机警灵活，好动无定。练此戏就是要外练肢体的灵活性，内练抑制思想活动，达到思想清净、体轻身健的目的。要求意守脐中，以求行动而神静。

鸟戏又称鹤戏，即模仿鹤的形象，动作轻翔舒展。练此戏要意守气海，气海乃任脉之要穴，为生气之海。鹤戏可以调达气血，疏通经络，活动筋骨关节。

五禽戏的五种功法各有侧重，但又是一个整体。一套有系统的功法，如果经常练习而不间断，则具有养精神、调气血、益脏腑、通经络、活筋骨、利关节的作用。神静而气足，气足而生精，精足而化气动形，达到三元（精、气、神）合一，则可以收到祛病、健身的效果。恰如华佗所言："亦以除疾，兼利蹄足。"

（二）习练要领

总体来说，要从"形、神、意、气"四个方面加以训练，最终达到形神合一，并根据个体情况掌握好练功的强度和进度。

形态正直，动作规范：开始习练时，要做到头身正直，调匀呼吸，身心放松，体态自然。在习练每戏时，要确保每个动作都到位，符合规范。

呼吸调匀，意气相随：基本动作学会后，还要结合身体姿势变化，逐步有意识地调整呼吸，最终达到呼吸缓慢、均匀、细长的水平。呼吸与动作配合的基本规律是：起吸落呼，开吸合呼，先吸后呼，蓄吸发呼。

神情专注，安宁自然：练功时，可将意念集中在丹田，排除杂念，精神专注于所习练之功。可通过将自己想象为所模仿之禽兽，想象其所处环境、形象神韵和性格特征等，进而模仿其动作，做到意、气、形三者合一，以达到疏通经络、调畅气血的功效

练习时间：为达保健养生之功效，每次至少锻炼 30 分钟。

注意事项：习练时要由浅入深、循序渐进，如先模仿练习动作，再充分体悟神韵、意境和调整呼吸，做到"形神兼备、内外合一"。还要需根据自身体状况，把握好动作的快慢、幅度的大小、锻炼的时间和次数等，不可急于求成。

二、强筋健骨——易筋经

"易"，即移动、活动；"筋"泛指肌肉、筋骨；"经"，指常道、规范。所谓"易筋经"，就是活动肌肉、筋骨，使全身经络、气血通畅，起到益于健康、祛病延年的作用，是一种民间广为流传的健身术之一。

（一）中医养生功效

相传易筋经是中国佛教禅宗的创始者菩提达摩所授，起初的主要是为了缓解弟子们坐禅修炼的困倦，故动作多以伸腰踢腿等动作，后又多以效仿古代的各种劳动姿势为主，动作以屈伸、俯仰、扭转等为主要特点，可起到"伸筋拔骨"的锻炼功效。

长期习练易筋经，可以通气血、调五脏，使机体保持旺盛的生命力。老年人习练，可以增强肌肉、韧带的营养和弹性，防止老年性肌肉性萎缩，有益于慢性病的康复、延年益寿。

（二）习练要领

精神放松，形意合一：习练者要精神放松，意识平静，去除多余的意念或妄想。习练某些动作时，要配合恰当的意识活动，做到意随形走，形意合一。

呼吸自然：习练时要保持自然、柔和、流畅的呼吸，无须刻意追求呼吸与动作的配合。

刚柔相济，虚实相兼：习练易筋经时，应力求虚实适宜，刚柔相济。动作姿势应做到刚与柔、虚与实的协调配合，即刚中含柔、柔中寓刚。

练习时间：易筋经可早晚各行一次，每次可练习两遍。

注意事项：循易筋经总体功法难度较高，因此，习练者需根据实际情况由易到难、由浅到深、循序渐进练习。练习强度一般以微微出汗为宜，不可过量。

三、刚柔并济——太极拳

太极拳是一种行之有效的传统健身拳术之一，深受广大人民群众喜爱。其起源尚待考证，目前主要有陈氏太极、杨氏太极、吴氏太极等流派。国家体委普及的太极拳是由杨氏太极拳改编而成。

（一）中医养生功效

"太极"指万物的原始"浑元之气"，其动而生阳，静而生阴，阴阳二气互为其根，此消彼长，相互转化，不断运动则变化万千。太极拳以此为基础，通过一系列连绵起伏、动静相随、圆活自然的动作，配合呼吸、意识，使机体的阴阳气血达到"阴平阳秘"的状态，经常习练可起到调达精神，益肾固元，活动筋骨，疏通脉络，行气活血的作用，使生命保持旺盛的活力。

（二）习练要领

神静、意导：习练者要精神平静放松，排除杂念，全神贯注，用意识引导动作。

身体放松、气沉丹田：练习太极拳时，需气沉丹田，身体放松，胸略内含，背自然外凸，沉肩坠肘，松胯松腰，不可僵直迟滞。

全身协调、以腰为轴，连绵自如：太极拳要求根在于脚，发于腿，主宰于腰（以腰为动作的中轴），形于手指，手、足、腰的动作要协调一致，浑然一体。练时动作要用意不用力，轻柔自然，连绵不断，不可用僵硬之拙劲。

呼吸均匀：太极拳强调意、气、形的统一和谐调，呼吸应深长均匀。

练习时间：宜选择每日的凌晨和傍晚习练太极拳，每天练习 40 ~ 90 分钟。但要根据个人实际情况调整。

四、神清气爽——八段锦

八段锦是由八种不同动作组成的健身术，故名"八段"。由于其动作有如展示给人们一幅绚丽多彩的锦缎，故称为"锦"。八段锦是我国民间广泛流传的一种健身术，据记载已有八百多年历史。为了便于推广流传，有人将其编成歌诀。八段锦术式简单易学，运动量适中，且锻炼不受环境场地限制，可强身益寿，去病除疾，因此是广大群众所喜爱的健身方法。

（一）中医养生功效

八段锦属于古代导引法的一种，是形体活动与呼吸活动相结合的健身法。活动肢体可舒展筋骨，疏通经络；与呼吸相合，则可行气活血，周流营卫，斡旋气机，经常练习八段锦可起到保健、防病治病的作用。八段锦的每段锻炼都有其重点，整体锻炼则是对五官、头颈、躯干、四肢、腰、腹等全身各部位进行锻炼，对其相应内脏以及气血、经络起到保健、调理作用。因此整体锻炼八段锦是机体全面调养的健身功法。

（二）习练要领

呼吸均匀要自然、平稳、腹式呼吸。

意守丹田精神放松，注意力集中于脐。

柔刚结合全身放松，用力轻缓，切不可用僵力。

练习时间：一般情况下，一周应不少于 5 次练习，每次练习 40 分钟。

五、修身养性的静运动——瑜伽

瑜伽是印度梵语 "Yoga" 的译音，指一种被称为 "扼" 的工具，用于驾驭牛马，由此引申出瑜伽的含义是连结、一致、和谐、统一和平衡等，等同于我们中国人所说的 "天人合一"；也有学者将其解释为 "克服" 或 "自我克服" 之意。从广义上讲，瑜伽是哲学；从狭义上讲，瑜伽是一种精神和肉体相结合的运动，是一种达到身体、心灵与精神和谐统一的运动方式。现代瑜伽主要是一系列修身养性的方法，包括调息的呼吸法、调身的体位法、调心的冥想法等。

（一）现代养生功效

1 - 活化脊柱，缓解病痛

瑜伽对内可影响五脏六腑的健康，对外可影响肢体的形态。瑜伽中的体位法通过站、坐、跪、卧、倒立等各种姿势弯曲、伸展、扭转身体各部位，对于人体的脊柱以及肌肉和内脏起到很好的按摩及牵引作用，既可以活化细胞、舒展肌肉、关节和脊柱，改善腰酸背痛等病痛，又能作用于内部器官、腺体，甚至作用于精神，使身体各系统保持良好的状态，提高机体免疫力。

2 - 健身减肥，塑体养颜

瑜伽属于中小强度的有氧运动，在整个运动中人体吸收的氧气和需求大致相当，在这种强度的运动中，主要是脂肪提供人体运动所需的能量。由于瑜伽的强度相对较低，练习时可以持续较长时间，因此全身减脂的效果明显。另外，在练习中对练习者所要求的挺直脊柱、双肩下沉等可纠正驼背含胸等不良姿势，以培养良好的体态和体型，同时，通过协调平衡各体内腺体，从而达到美容养颜的作用。

3 - 安神减压，提高专注力

现代生活节奏快，竞争激烈，压力较大，如果这种压力超过我们所能承受的限度，身体就会感到紧张不适。瑜伽体位是把紧张和放松结合到良好状态的练习，它使身体在有限的范围内高度紧张，然后彻底地放松，在肌肉伸展、心灵放松、呼吸调节中减缓压力，排除一切杂念的干扰，回归到平和、宁静、呼吸深长而轻松的状态。

4 - 修心养性，厚德载物

瑜伽的宗旨强调身心以及人与自然的结合和协调，瑜伽练习者通过体位法、调息法与冥想法来维持与发展身心和精神品德上的健康。瑜伽注重心灵层面的净化，培养高尚的情操，端正人生态度，培养积极的人生观、价值观和世界观。瑜伽还提倡健康的生活态度，让人自然地戒掉吸烟、酗酒等不良习惯，通过不断地超越自我，增强人的自信心。

（二）锻炼要点

瑜伽的练习方式在物质准备、练习时间、练习场地、心理准备等方面都有一定的要求，练习者必须熟悉这些基本要求，以达到事半功倍的效果。

1 - 树立瑜伽正确认知

只有当呼吸、意识和姿势三者结合成一体时，才是真正意义上的瑜伽练习。瑜伽注重身心和姿势的结合以及内心冥想的修炼。瑜伽是一种极其温和的练习方式，因为它的姿势很容易适应每个人的需求。练习者需根据自己的身体状况，从而有针对性地挑选瑜伽体位进行练习。

2 - 练习瑜伽需保持乐观、平和的心态

练习瑜伽时不可操之过急、过分勉强，更不能与他人攀比，否则易造成运动损伤。同时，练习瑜伽也不要过度在乎自己动作的美丑。练习瑜伽最重要的是身、心、灵的协调统一，至于动作做的美与丑并不重要，把握好练瑜伽时身体被充分伸展的舒适感，比做出漂亮的动作更重要。

3 - 瑜伽练习的场所

瑜伽练习场所的选择有如下一些基本要求：①在室外练习，选择周围环境安宁、洁净、舒适、温暖，尽可能保证在进行瑜伽练习时不会被外界事物干扰，这样有助于尽快进入练习状态；不要在大风、寒冷、烈日或有污染的空气中练习瑜伽。②在室内练习，要求通风条件好，最好摆上绿色植物或鲜花，也可播放轻柔的音乐来帮助松弛神经。周边尽量没有家具或其他遮挡物，以免妨碍自己身体的自由舒展。③无论室内或室外都要选择干净、平坦的地方练习，并在地面上铺上瑜伽垫或地毯、毛巾、软垫等，以防脚下打滑，不要在冷硬的地面练习，这样会导致肌肉紧张，不利于全身肌肉伸展和放松。

4 - 瑜伽练习的时间

练习瑜伽没有具体的时间规定，只要符合自己生活工作规律的时间就是适宜的时间。一天当中，清晨、黄昏、晚上睡前都是练习瑜伽的好时机。一般来说，除进餐后（2～3小时内）不宜立即练习瑜伽，一天中任何时间都可以练习。每天尽可能在固定的时间内练习瑜伽，这样既可以不断取得进步，也有助于形成规律的作息，以取得长期的良好效果。即使时间不允许，每周最少也要进行3次瑜伽练习。

5 - 瑜伽练习的服装和用具

瑜伽练习服装：要求衣服舒适宽松，以棉麻质地为佳，有条件的话，尽量穿瑜伽专用服。夏天瑜伽练习，赤足最好；冬季可穿棉袜或软底布鞋练习。瑜伽练习时应除去手表、腰带及其他饰物，以避免分散注意力妨碍动作练习，甚至出现意外伤害。

瑜伽练习用具：应选择一块由天然材料制成的厚薄适宜的瑜伽垫子，因其能发挥缓冲作用，有助于保持平衡，可以支撑和保护好练习者的脊柱。如没有专业的瑜伽垫子，铺上地毯或对折的毛毯也可，注意不能让脚下打滑。初学者也可使用一些辅助工具来加以练习某些姿势，可用的辅助用具有瑜伽砖、瑜伽绳，甚至墙壁、桌椅等。

6 - 饮食

尽量多吃原生食物、粗粮，多吃新鲜蔬菜和水果，少食多餐，细嚼慢咽。进食后 3 小时之内不宜练习瑜伽，但可以在练习前 1 小时左右进食少量的流质食物，如牛奶、酸奶或果蔬汁等。练习结束后，约需半小时的舒缓调节时间再进食，一般在瑜伽结束 1 小时后进食最好。

7 - 沐浴

瑜伽练习前后是否沐浴可根据练习者的方便自行决定，可在练习前后至少 15 分钟进行，另外在长时间的阳光浴后不要练习瑜伽，在练习瑜伽前 1 小时左右洗个冷水澡，能达到更好的练习效果。

8 - 音乐

练习时若伴随瑜伽音乐或轻音乐，可以提高练习者的兴趣，也可使练习者神经更加安宁、心灵更加祥和，有助于练习者进入瑜伽练习状态。适合瑜伽的音乐特点是抒情、自然、休闲、宁静，这样的音乐能使人放松，获得内心的和平安宁与快乐幸福。舒缓的轻音乐，树林里的鸟鸣声、大海的海浪声，均是不错的选择，如班得瑞的《春野》《迷雾森林》，神秘园的《Song From A Secret》都是很好的音乐选择。

9 - 瑜伽练习前一定要进行热身运动

瑜伽有大量伸展和屈曲肌肉的动作，在练习时必须确保肌肉和关节有一定程度的灵活性，否则贸然去做瑜伽伸展或屈曲动作则容易受伤。通过热身能改善身体末端的血液循环，降低肌肉间的黏滞性，有助于身体姿势的伸展，更好地完成瑜伽动作。

10 - 练习时间

每周应保持 3 次以上练习，时间间隔过长，就不能保持瑜伽练习效果的延续。因此，每周瑜伽适宜练习的次数是 3 ~ 7 次。瑜伽是以静力性用力为主，属于中小强度的有氧运动。在瑜伽练习中，要注意监测运动强度保持在适宜范围内，并要因人而异，每个个体要根据自己的年龄、身体条件、锻炼基础等因素来确定各自的最适宜强度。同时为了提高心肺循环系统的耐力，一般至少应持续进行 20 ~ 30 分钟、但持续时间以不超过 90 分钟的有氧运动为宜。

六、形劳而不倦——散步

散步在保健养生医疗中的价值不可低估。中国自古就有"饭后百步走"的养生习俗，而现代医学表明：散步可以影响生物酶代谢，对糖尿病、高脂血症、高血压、骨质疏松、抑郁症等有治疗效果。随着"有氧运动"和"生物运动平衡理论"的提出，散步已经在医疗中被广泛使用。

在现实社会中，散步是最简单、最经济、最有效、最适合人类预防疾病，健康养生和疾病治疗的好疗法，也是被人们熟知的运动方式。然而，正是因为熟知，人们对散步在养生、预防、康复、临床治疗以及科学研究价值等方面并没有充分重视。多年来人们只是更多地把它当成茶余饭后、休闲养生的一种随意活动。随着社会的进步、科技的发展，散步在医学领域中的重要价值正越来越受到人们的普遍关注。

（一）现代养生功效

1 - 调整心态

散步可以开阔眼界，调整心态；可以使人愉悦，精力旺盛，朝气蓬勃；可以提高观察力和欣赏力，释放精神压力；可以使人暂时忘记挫折和遗憾，使得心态较为平和。散步的时候大脑会产生"吗啡肽"物质，可以使人的神经系统兴奋，产生欣快感，提高痛阈值，和药物有相似的效果。

2 - 提升精神追求

一个人散步时，思想不受束缚，思维充满活力，有利于人们做出正确的判断。散步营造了一个轻松的思维空间，有超然、大气的心态，思想不局限于"小情小调""小风小景"，心理上更不会在意"杯水风波"。"放宽心胸看未来，立稳脚跟做事业"，散步提升了精神追求。

3 - 有助于消除疲劳

散步可以缓和神经肌肉的紧张，是治疗情绪紧张的一副理想的"解毒剂"。散步时全身血液循环加快，使得脑血流量增加，神经细胞获取营养，从而有助于缓解精神、心理紧张和消除疲劳。

4-提高社会交往能力

散步的时候会遇见各种各样的人，了解他们的爱好和情趣、理想和信念，伴随散步时间的延长，人们由陌生变为熟悉。而散步的"举手礼""注目礼"则使交往变得简单、自然，社会交往的能力在不知不觉中提高了。散步可以相互交流信息，及时了解社会上发生的事情，以豁达从容的心态面对社会，充实自己，感染他人。

5-增强心血管的功能

经常散步可以调节整个血液循环系统和呼吸系统的功能，防止肌肉萎缩，保持关节的灵活性。人在散步时下肢要支持体重，使小腿、大腿和臀部肌肉及骨骼都能得到锻炼，同时身体向前位移，需参加活动的下肢肌肉群和身体其他部位协调配合，心脏则必然要加强收缩，加大心脏的血液输出量，从而对心脏是一个很好的锻炼。

6-提高机体代谢率

中老年人如果以每分钟 50 米的速度散步，代谢率将会提高 48%。若每天步行 1 小时，约行走 4000 ~ 5000 米，消耗大约 300Kcal 的热量。

（二）锻炼要点

应身心放松、面带笑容、调匀呼吸、抬头挺胸、腹部微收，手握空拳，穿软鞋底，脚后跟先着地。应步子大一点、双臂甩开一些、速度快一点、充满活力地走，达到身有微汗、感到微喘即可。普通散步：60 ~ 90 步 / 分；快速散步：100 ~ 120 步 / 分；每次步行 3 千米，每日一万步，每周 5 次以上，心率不超过（170 - 年龄）次 / 分。散步时亦可穿插配合：摇臂式散步，摩腹式散步，反背背向式散步（即：两手背放于后腰部肾俞穴处，倒退 50 步，再前行 100 步）。

有条件时，应常进行赤足行走锻炼，像人类祖先那样，在黄土地上、草皮上、室内地板上赤脚行走，因为大地上汇集宇宙能量、释放负离子，赤脚行走锻炼，则可接触地气，吸收大地能量、补充负离子，以中和人体过量的正离子，可以消除身体静电，促使阴阳平衡。如遇大风、大雾、阴雨天，可在室内进行原地跑步训练，即前脚掌着地，小步跑或高抬腿原地跑。

"饭后百步走，能活九十九"。散步爱好者习惯在早餐前、晚餐后进行散步运动。傍晚锻炼是比较好的时间，一般建议在饭后至少四十分钟以后再散步，散步有助于新陈代谢。散步时间应根据年龄、季节、身体实际情况和行走目的确定。青少年由于学习压力大，时间紧，一般每天步行一两公里即可，周末闲暇时间多可适当增至 5 公里。中年人可于晚餐后步行 5 ~ 6 公里。老年人可根据身体条件在一天中分不同时段完成步行量，总量以身体不感疲劳为度。一般为上午、下午、晚上三阶段进行。冬天、雨雪天、大风，如无特别需要，不要进行锻炼。有些人因配合平衡血糖水平，这样天气里需要散步锻炼，应做好充分准备。夏季注意防晒，不要在高温烈日下暴走。冬季注意防风，迎风步行要戴口罩。

七、有氧运动之王——慢跑

慢跑在我国早有历史，在《黄帝内经》中就有记载"夜卧早起，广步于庭"，广步其实就是慢跑的意思。慢跑，又叫健身慢跑，即步调轻松的跑步，跑速自定，跑程不限。以健身和身心放松为原则，主要目的是促进健康及增强体适能。慢跑作为一项几乎零投资而回报大的休闲健身运动，深受人们喜爱。

（一）现代养生功效

1 - 增强心肺功能

长期坚持慢跑可以增强心肌收缩力，增加心脏每搏输出量，降低心脏跳动频率从而改善供血状况，提高心血管系统功能。此外，慢跑可使机体血流加快、血管弹性增强，具有活血化瘀、改善血液循环、促进代谢排毒的作用，能预防动脉硬化，延缓身体功能老化的速度。长期坚持慢跑能锻炼肺脏周围的肌肉，可有效增加肺活量，改善肺脏功能。吸氧能力的大小又直接影响到心肺功能。慢跑时吸入的氧比静息时多 8 ~ 12 倍。

2 - 增强肌肉力量与肌耐力

慢跑运动可增强肌肉力量与肌耐力，同时增强肌腱、韧带和关节的抗损伤能力，减少运动损伤的概率，使皮肤、肌肉和结缔组织变得更加牢固。

3 - 能使骨骼"年轻"

科学证明，适量的运动是使骨骼"年轻"的重要因素。运动锻炼时血液循环加速，供给肌肉、骨和关节等运动器官的血液增多，骨获得的营养也增多，有助于骨密度增加、骨性能变化，增强骨的坚固性和抗弯、抗折断和耐压的性能。慢跑持之以恒者，大多都有与年轻人相当的骨骼密度。

4 - 可以有效控制体重

慢跑运动属于有氧运动，能有效地促进新陈代谢，消耗大量的能量，减少脂肪在体内的堆积，保持正常体重。长期坚持慢跑运动，就能将体内的多余脂肪"燃烧"掉。而对于消化功能较差、体重不足的体弱者来讲，适量慢跑则可以改善肠胃功能，从而增加食量，促进新陈代谢和消化吸收，使体重增加。

5 - 有利于大脑的"休息"

加拿大多伦多大学的研究人员通过长期观察发现，当人们感到大脑疲劳时，到户外慢跑，可以使大脑的功能恢复58%，而不做运动靠吃药的话，大脑的功能只能恢复40%～50%。大脑"累了"是因暂时缺氧所致，而慢跑是最佳有氧运动，故对醒脑有奇效。

6 - 可以防癌

研究表明，其机制可能有以下几点：慢跑时吸入的氧比静息时多8～12倍。一个人每天若多获得8倍的氧，可有效预防癌症；慢跑可以消耗体内多余的脂肪，促进体内储存的蛋白质转化为糖皮质激素。这类激素具有防癌作用；运动时汗液可排出体内亚硝酸、丙酮和铝等致癌物质，从而起到防癌作用；慢跑能增强体质，提高免疫力，增加白细胞、巨噬细胞和淋巴细胞等，从而吞噬人体内可能有的癌细胞；慢跑可改善食欲，增强消化功能，避免或减少胃癌和肠癌的发生；慢跑可增加内啡肽水平，从而改善食欲，避免或减少胃癌和肠癌的发生；慢跑能够调节不良情绪，有效消除抑郁和烦恼，从而减少癌症的诱发因素。

（二）锻炼要点

1- 跑的速度切忌过快

中老年人跑步一般以 120 ～ 130 米 / 分的慢速度进行，以能边跑边和同伴聊天、不喘粗气、不面红耳赤为度。

2- 跑的距离必须适当

跑的距离可以自行掌握，但应保证距离适中，循序渐进，量力而行。可以先从走、跑数十米、数百米开始锻炼，身体感觉适应后慢慢增至二三千米，切忌操之过急。

3- 心率不要超过标准

一般将心率作为衡量慢跑负荷的指标。一般中老年人慢跑时的心率指标可用简便方法算出，即"170 - 年龄"。此外，国外学者认为，老年人锻炼一般以本人最高心率的 60% ～ 70% 为宜，体质好的中老年人可略高于这一标准，体质差者可略低于这一标准。

4- 睡眠和食欲是否良好

健身慢跑可促进体内代谢过程，增强消化吸收功能，因此，在进行一段时间慢跑锻炼后食欲增加、睡眠良好，这是锻炼适当的表现。反之，就可能是锻炼过量的警告。

5- 呼吸是否顺畅

慢跑时呼吸要自然、深长、协调，不应感觉憋气。如慢跑时呼吸急促、上气不接下气，可能是慢跑速度过快或身体不适应，应降低跑步速度；如慢跑时呼吸困难、胸闷难受，就应停止慢跑。

6- 戒除争强好胜心理

健身慢跑的目的不是得冠军、夺锦标，而是为了健身防病、益寿延年。因此，在和同伴或家人一起慢跑时，不要有比高低、争强好胜的心理，应该心平气和、量力而行，按自己最适宜的速度及距离进行锻炼，确保安全。

7 - 注意跑步地点的选择

最好在平坦的草地、操场或郊外泥路地。在城市最好在公园或绿化地带，或选那些车辆和行人较少的道路。

8 - 练习时间

每周最好慢跑 4～5 次，开始时每次活动 6～8 分钟，以后可增加至 10～15 分钟，有跑步习惯、身体健康的中老年人，最好是天天定时跑，这样每天都让心脏承受一定的负荷，心脏功能增强将会更加明显，但要防止过度疲劳和损伤。如果由于其他原因天天慢跑有困难，那么每周可安排 3 次，但必须要增加强度和时间，每次慢跑需 20～30 分钟，保持一定的活动量，也能收到健身效果。

八、增强心肺功能，塑造完美体型——游泳

游泳是最好的健身运动之一。从保健、增强体力的观点来看，在所有体育运动中游泳可以说是最适宜的。这是因为游泳是在水中，因水的浮力作用，不会给脚、踝、膝、腰等下肢增加过多的负担，不易受伤，事故发生少。可以说，从婴幼儿到老年人都可以广泛参加的，游泳是深受群众欢迎的保健运动项目的代表。

游泳是水浴、空气浴和日光浴三者结合的运动。游泳时身体成水平姿势前进，不受重力的影响，所以脊柱、关节、胸肌、臂和双腿都能在没有负荷的状态下得到全面锻炼，水的阻力、压力或浮力对皮肤血管的压打拍击作用对身体又起到了良好的"按摩"作用。

（一）养生功效

1 - 能够强身健体

由于游泳的运动强度很大，再加上水温较低，因此在游泳时，人体的新陈代谢很旺盛，能量消耗很多，这就需要补充更多的氧气和养分，排除代谢废物，使循环和呼吸等系统都能得到改善和提高。

2 - 有减肥降脂之效

在进行短时间强度不大的游泳运动时，主要靠糖来供应能量，而在进行较长时间的游泳运动时，主要靠脂肪来供应能量。且水的温度越低，游泳的速度越快，消耗的能量也越多。所以，经常游泳可以逐渐减掉体内过多的脂肪。因此，对于稍胖的人，游泳是减轻体重的有效方法。

3 - 有延缓衰老的作用

游泳是一项很好的有氧运动，游泳时，要求快吸慢呼、吸深吸足，如能持之以恒坚持游泳，呼吸的深度可以不断增强，长此以往，肺的通气功能得以提高，因此，游泳是一项非常适合于中老年人的运动，可以改善呼吸与心血管功能。同时，游泳对保持与提高关节、韧带、肌肉的灵活性与弹性有很大的帮助。总之，游泳不仅能增进健康，延缓衰老，而且能增强抵抗疾病的能力，延年益寿。

（二）锻炼要点

下水时切勿太饿、太饱。饭后1小时才能下水，以免抽筋；下水前试试水温，若水温太低，就不要下水；未成年人外出游泳，必须有家长相陪；不在有危险警告的水域游泳；不要在地理环境不清楚的地方游泳；跳水前一定要确保此处水深至少有3米，并且水下没有杂草、岩石或其他障碍物；游泳的时间长短，应根据身体情况、水温、气温、从事游泳锻炼的水平等确定，一般一次游1～1.5小时较为合适。

第九章
经络穴位养生

第一节　十二时辰和人体经络开阖时间表

"阴阳四时者，万物之终始也，死生之本也"。人体中的十二经脉，分别对应十二个时辰，随着时间轮转，人体内的气血在十二经脉中有顺序地流注运行。把握阴阳者，必是遵经络之运转。

十二经脉各有开阖时间，人体气血在各经脉内的盛衰有时间规律。如果人能顺应天时而作息，则十二经脉中气血运行正常，脏腑就能正常发挥生理功能。不良的生活习惯会影响气血在经脉和脏腑中的正常运行，如果人体难以调整过来，就会出现亚健康乃至疾病。认识十二时辰与人体经脉开阖时间关系，顺经脉而养生，做好腧穴保健按摩，有利于达到益寿延年、防病保健的目的。（见表1）。

表1　十二时辰与人体经络开阖时间表

时辰	经络归属	时间	时辰	经络归属	时间
子时	足少阳胆经	23:00 ~ 01:00	午时	手少阴心经	11:00 ~ 13:00
丑时	足厥阴肝经	01:00 ~ 03:00	未时	手太阳小肠经	13:00 ~ 15:00
寅时	手太阴肺经	03:00 ~ 05:00	申时	足太阳膀胱经	15:00 ~ 17:00
卯时	手阳明大肠经	05:00 ~ 07:00	酉时	足少阴肾经	17:00 ~ 19:00
辰时	足阳明胃经	07:00 ~ 09:00	戌时	手厥阴心包经	19:00 ~ 21:00
巳时	足太阴脾经	09:00 ~ 11:00	亥时	手少阳三焦经	21:00 ~ 23:00

一、子时：胆经当令

"夜半为阴陇，夜半后而为阴衰"，《内经》提示子时为阴气盛极而阳气渐入之时，子时的养生需要重视阳入于阴的变化和胆气的蓄养。子时养生需重视睡眠，阳入于阴而眠是遵从阴阳变化之道，在睡眠中，胆经经气可得以顺畅运行、涵养。"胆者，中正之官，决断出焉"，重视子时养生能使人获得良好的睡眠，头脑清晰，有胆识有胆量，反之则会出现偏头痛、头昏蒙等症状。

养生腧穴

风池、肩井、阳陵泉、环跳、风市、中渎、膝阳关等。夜间本来处于休息时间，不必按摩穴位，但如有值夜班的任务，可在不影响工作的方便时段自行对这些穴位稍加按摩。

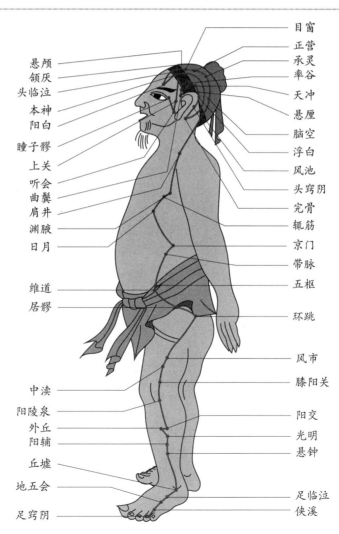

足少阳胆经之图

仿明版古图

目窗
正营
承灵
率谷
天冲
悬厘
脑空
浮白
风池
头窍阴
完骨
辄筋
京门
带脉
五枢
环跳
风市
膝阳关
阳交
光明
悬钟
足临泣
侠溪

悬颅
颔厌
头临泣
本神
阳白
瞳子髎
上关
听会
曲鬓
肩井
渊腋
日月
维道
居髎
中渎
阳陵泉
外丘
阳辅
丘墟
地五会
足窍阴

二、丑时：肝经当令

丑时为肝经当令，"人卧血归于肝，肝受血而能视，足受血而能步，掌受血而能握，指受血而能摄"，肝藏血，体阴而用阳，丑时肝经的养生对养血护目、荣养筋肉四肢有着重要意义。肝经当令之时宜卧不宜动，能养肝经者则面色红润光泽、肢体动静有力，反之则见脾气暴躁、晨起四肢无力等。

养生腧穴

大敦、太冲、章门、期门等。

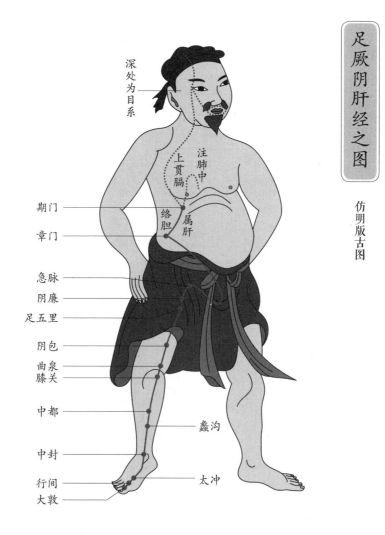

足厥阴肝经之图

仿明版古图

三、寅时：肺经当令

寅时相当于凌晨3时到5时，在此期间是人由熟睡而渐渐转向浅睡眠的时间，"脉气流经，经气归于肺，肺朝百脉，输精于皮毛"，寅时肺经经气汇聚，肺以其布散之能将气血推向周身，使皮毛得生得养。养肺经可以预防外感、哮喘、过敏等疾患。

养生腧穴

鱼际、列缺、少商、中府等穴。

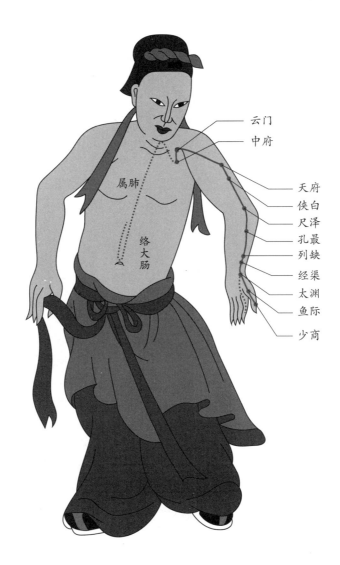

手太阴肺经之图

仿明版古图

云门
中府
属肺
络大肠
天府
侠白
尺泽
孔最
列缺
经渠
太渊
鱼际
少商

四、卯时: 大肠经当令

"大肠者, 传导之官, 变化出焉", 大肠经在卯时当令, 主司传导大肠糟粕, 推动糟粕之气运出体外, 为胃之收纳推动做好准备。卯时应顺大肠经气而起, 按时排泄粪便等有害之糟粕, 保障大肠传导功能正常。大肠经经气顺畅, 则少有便秘、泄泻的发生, 而当卯之时不能顺经气排泄, 常导致过后排泄无力、排出不畅, 引起便秘、痤疮、厌食等多种疾病。

养生腧穴

合谷、手三里、迎香等穴。

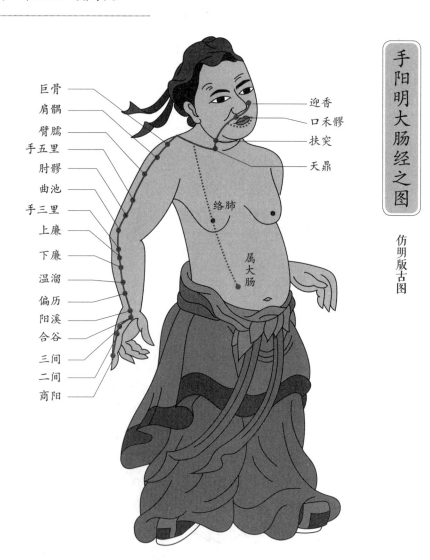

手阳明大肠经之图

仿明版古图

巨骨
肩髃
臂臑
手五里
肘髎
曲池
手三里
上廉
下廉
温溜
偏历
阳溪
合谷
三间
二间
商阳

迎香
口禾髎
扶突
天鼎

络肺

属大肠

五、辰时：胃经当令

胃经属阳明，为阳气时见强盛之迹，"脾胃为后天之本"，胃的受纳是脾运化之先决条件，当胃经之时，胃液分泌，胃口渐开。当辰之时按时吃早饭，有利于气血津液的及时生成。有良好的早餐习惯，可以食而有味，获得饱腹感，避免胃痛、胃溃疡、十二指肠溃疡等众多胃肠疾病的发生。

养生腧穴

足三里、天枢、颊车、四白等穴。

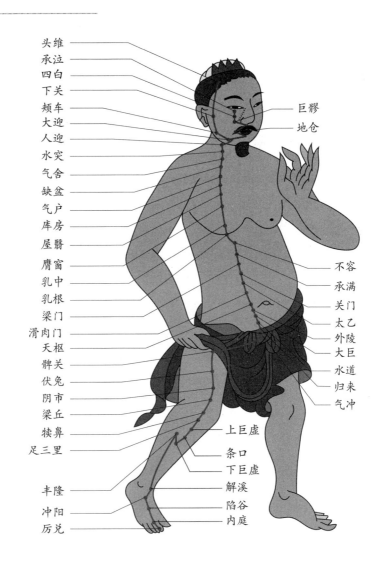

足阳明胃经之图

仿明版古图

头维
承泣
四白
下关
颊车
大迎
人迎
水突
气舍
缺盆
气户
库房
屋翳
膺窗
乳中
乳根
梁门
滑肉门
天枢
髀关
伏兔
阴市
梁丘
犊鼻
足三里
丰隆
冲阳
厉兑

巨髎
地仓

不容
承满
关门
太乙
外陵
大巨
水道
归来
气冲

上巨虚
条口
下巨虚
解溪
陷谷
内庭

六、巳时：脾经当令

脾为后天之本，脾气盛则肌肉丰满而充实，巳时当养脾经经气。饮入于胃，游溢精气，上输于脾，脾经经气充盛，则可散精于肌肉四肢。

养生腧穴

公孙、三阴交、血海等穴。

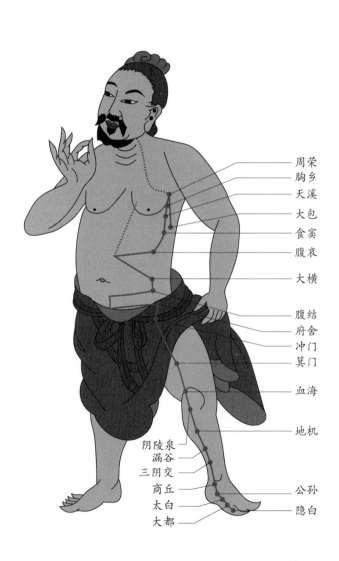

足太阴脾经之图

仿明版古图

周荣
胸乡
天溪
大包
食窦
腹哀

大横

腹结
府舍
冲门
箕门

血海

地机

阴陵泉
漏谷
三阴交
商丘
太白
大都

公孙
隐白

七、午时：心经当令

"心主正阳"，午时为 11 时至 13 时，属心经当令，心为阳中之阳，此时为天地及人体之阳气逐渐升到至阳之位，而后阴阳交接，阴升阳降。"阳主动，阴主静，动则生阳，静则生阴"，午时作为阳盛而阴初生的重要时辰，对阴阳交接规律的遵从是至关重要的。"午，交也"，午休、午睡是在阴阳之交而稍作静息，不妨阳降不碍阴生，维护阴阳交接的好习惯。"心主血脉""心主神"，现代研究表明，良好的午睡习惯使患心血管疾病及精神疾患的概率大大降低，午睡是当心经之时护心养心的不二选择。午睡时间以半小时为宜。

养生腧穴

极泉、神门、通里。

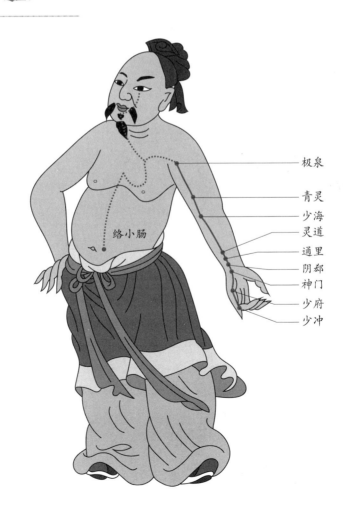

手少阴心经之图

仿明版古图

极泉
青灵
少海
灵道
通里
阴郄
神门
少府
少冲

络小肠

八、未时：小肠经当令

未时归属小肠，小肠属火，而未为阴之意，未时为阴渐生的时间，此时仍然是阳盛阴衰的时间。"小肠者，受盛之官，化物出焉"，小肠之阳以化食物，未时是食物得到充分消化的另一个高峰，也是人体摄取营养以养五脏六腑的时间。"心与小肠相表里"，午饭是小肠运化的前提，营养全面的午餐是必不可少的，午餐宜在 12 点半左右，既不扰乱正午阴阳交替，又可以为小肠提供运化基础。

养生腧穴

少泽、后溪、阳谷、听宫。

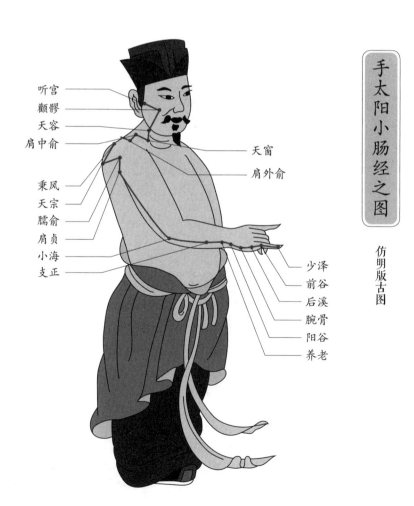

听宫
颧髎
天容
肩中俞

秉风
天宗
臑俞
肩贞
小海
支正

天窗
肩外俞

少泽
前谷
后溪
腕骨
阳谷
养老

手太阳小肠经之图

仿明版古图

九、申时：膀胱经当令

申时为膀胱经当令之时，为下午3时至5时。《素问·灵兰秘典论》言："膀胱者，州都之官，津液藏焉，气化则能出矣。"膀胱为三焦水液归聚之处，津液经过肾的气化作用变成小便而排出体外。膀胱经是人体最长、穴位最多、贯穿人体上下的重要经脉，养护好膀胱经，重视其排毒功能是十分有意义的。背部刮痧、拔罐养生保健往往就作用于膀胱经。

养生腧穴

背俞穴、昆仑、承山、睛明、天柱。

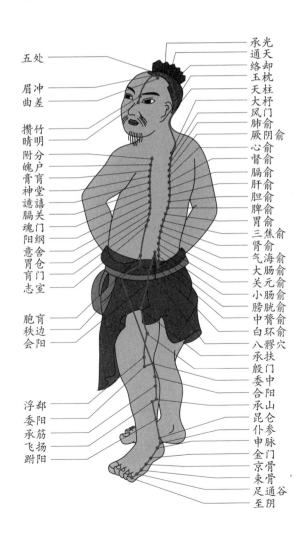

足太阳膀胱经之图

仿明版古图

十、酉时：肾经当令

肾主封藏，为先天之本，足少阴肾经在酉时当令，人体进入封藏收纳的时间，为下午5时至7时。肾经的养生保健可以充分地涵养肾气，肾气盛则可填补肾精亏损，补益后天之不足。《望诊遵经》言："目无精华者，肾经枯涸也。"肾精乃是人体之精华，肾精充足有利于气血的生成，身有气血濡养则病不丛生，酉时对肾经的保健非常有价值，肾精的充盛对于延缓人体的衰老有重要作用。

养生腧穴

涌泉、太溪、神封、俞府。

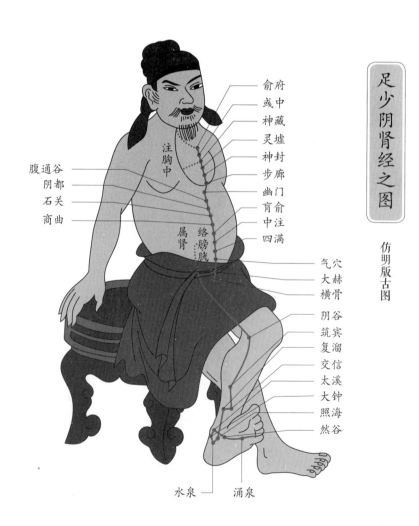

足少阴肾经之图

仿明版古图

俞府
彧中
神藏
灵墟
神封
步廊
幽门
肓俞
中注
四满

注胸中

腹通谷
阴都
石关
商曲

属肾　络膀胱

气穴
大赫
横骨

阴谷
筑宾
复溜
交信
太溪
大钟
照海
然谷

水泉　涌泉

十一、戌时：心包经当令

《针灸大成》言手厥阴经乃"多血少气，戌时气血注此"，戌时为下午7时至9时。手厥阴经起于胸中，出属心包络，上下联络上中下三焦，是心之庇护"代君受邪"，又是联络三焦上下的重要经络。戌时对心包经的养生应当注意保持心情愉悦、饮食适当。

养生腧穴

内关、劳宫、中冲。

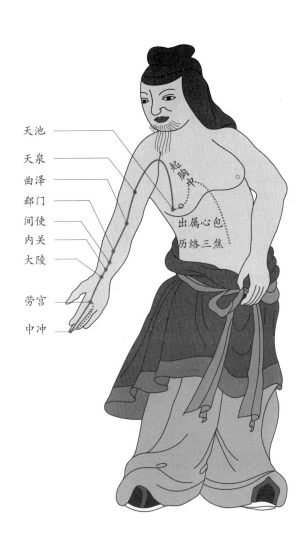

手厥阴心包经之图

仿明版古图

天池
天泉
曲泽
郄门
间使
内关
大陵

劳宫
中冲

起胸中

出属心包
历络三焦

十二、亥时：三焦经当令

亥时为晚间9时至11时，属于三焦经当令时间，为人体最后一个经络时辰，乃是阴逐渐达到鼎盛的时间。阴乃静，此时是准备睡眠的重要时间。《类经》言："三焦者，确有一腑，盖脏腑之外，躯壳之内，一腔之大腑也。"三焦是人体上、中、下水液的主要通路。水液代谢与三焦是密不可分的，所以亥时对维护正常的水液代谢有着重要意义。

养生腧穴

支沟、阳池、丝竹空。

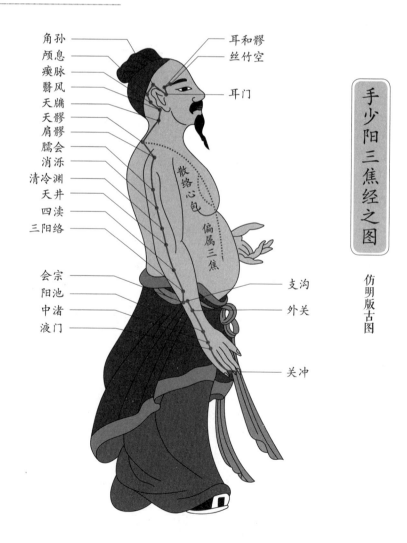

角孙
颅息
瘈脉
翳风
天牖
天髎
肩髎
臑会
消泺
清冷渊
天井
四渎
三阳络

会宗
阳池
中渚
液门

耳和髎
丝竹空

耳门

散络心包

偏属三焦

支沟

外关

关冲

手少阳三焦经之图

仿明版古图

第二节　内脏疾病在手部反应点

"有诸内者，必形诸外""视其外应，而知其内"，继对足部疗法和耳部穴位的关注后，人们对手诊的关注度也逐年上升，作为临床初步诊断和家庭自测的使用率也越来越高。手诊是中医学的一部分，在预防保健、诊断疾病和治疗疾病中均有重要意义。《灵枢》言："营气者，泌其津液，注之于脉，化以为血，以荣四末，内注五脏六腑，以应刻数焉。"气血津液灌注营养于手足四末，所以查看四末可视气血之盈亏，可查脏腑之虚实。在历代医家的经验总结、民间经验传承和现代研究的基础上，形成了现代手诊的诊查。

健康正常的手部视诊应是红润、光泽、温和、湿度适宜。"手足者，阳盛之处，温则为顺，不温而寒，是谓逆也"，早在《素问》中就已经通过手足之寒温来诊断人体之阳气盛衰了。时至今日，人们对手部的诊断方式和保健操作已更为全面和实用。手诊的诊断内容包括手部内脏反应区、反应点，掌纹的分布及变化，以及双手各部的色泽、温度、湿度等。手部可以反映人体众多方面的健康状况，对内脏疾病的诊断和保健效果较为突出，也是最受关注的。

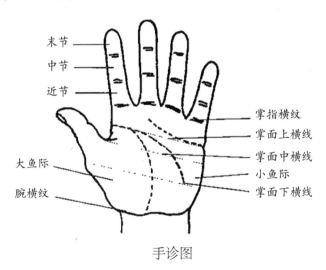

手诊图

一、心之疾病

正所谓"心灵手巧"，心主血脉，而四末营于气血，是故心血管疾病在手部心脏反应点会有所反应。

心脏的手诊分为三个区域诊查。第一，中指，多用于诊查心血管系统运血失职与否。第二，拇指根关节下凹陷处，用以观测心脏病变性质，如若按压时出现颜色青紫或有较明显压痛，甚或压痛放射到小鱼际部位，常提示心脏阳虚，自身血供不足，容易发生心肌梗死等危险，宜提高警惕。第三，手部心区，位于手掌掌横纹上，中指根下处，可查心病之预后，如若颜色紫暗苍白常提示预后不良，如若颜色清，常提示疾病会很快恢复，预后良好。

手部颜色的变化是心脏疾病诊断的出发点。手部心脏反应点最常见的颜色提示包括以下几种：异常色泽可见鲜红，暗红，暗紫，乌青等。①大鱼际颜色鲜红甚或暗红发紫，在实验室检查中血脂异常的概率极高，而高血脂是引发血管硬化、冠心病等的重要危险因素之一。②如果大鱼际出现红色斑点或者红血丝，则表示心火较旺。《儒门事亲》言："诸躁狂越，皆属于火。热盛于胃及四末也。"心火旺盛往往会引起失眠多梦、心烦易怒、心悸心慌等症状。双手同时出现红色血丝团，常预示着冠心病的潜在威胁，应当预防心绞痛、心肌梗死等疾病的发生。③"肢冷着，阳气不营于四末也"，大鱼际外侧发青，可视见青色血管，多为阴寒内盛或见于瘀血阻滞，心脏可见功能性或器质性疾病，多见于心脏疾病患者、老年人等。④心脏反应区的暗红色或深棕色表现应当引起高度重视，常代表陈旧性的心脏疾病如心肌梗死，是心脏病发生的重要隐患。

适宜自查的群体包括长期失眠、心悸胸闷、记忆力差和工作紧张的人群，尤其以 45 岁以上男性和 35 岁至 40 岁的女性为主。

二、肝之疾病

肝藏血，主筋，其华在爪，肝血可养筋脉爪甲，所以肝脏疾病在手部反应区会有所反应。

肝区位于手掌小鱼际的大部分位置。"爪为筋之余生"，指甲的颜色、光泽、荣枯，可初步判断肝血充盛于否以及肝血输布的状况。肝血不足，无以营养爪甲，指甲会出现变薄而软，甚至苍白、干枯、变形而易脆裂。

肝血不足，而风邪易淫于四末，而见筋失濡养，严重者可出现筋脉痉挛，手足的震颤、抽搐等。如小儿高热惊厥时，肝阳上越，肝风内动，则可先见指甲发青，多为动风先兆。

肝脏疾病的诊断以脂肪肝的诊断优势性最强。白斑出现在小鱼际甚或大小鱼际同时出现，是诊断脂肪肝的重要征象。并且，通过对小鱼际白斑聚集的多少，可以判断脂肪肝的严重程度。一般而言，在1/3肝区出现大小不一的白色斑点，提示可能存在轻度脂肪肝；在1/2肝区出现白色斑片，提示可能存在中度脂肪肝；若白斑占据大部分肝区，通常提示重度脂肪肝疾病。

三、肺之疾病

肺主气司呼吸，朝百脉，人体之气血的输布多由心气推动和肺气布散而成，手之气血与肺气布散有着密不可分的关系。

肺脏的诊查可从两方面着手：第一，肺的反应区，位于大鱼际隆起的最高处，当咳嗽时多出现按压的闷痛，而痰多胸闷时多出现波动性的疼痛。大鱼际隆起处向下呈青色延伸，多提示肺病及肾，病情较重。第二，肺区，位于无名指与小指根下至掌横纹水平线上，其无名指根下为左肺，小指根下为右肺，气管位于无名指和小指缝间的垂直区，即在两肺之间处。

肺区最常见的问题是出现肺区小红斑片或若干聚集的红色斑点，常提示患有肺热或肺炎等问题。近年来，癌症成为威胁人类生存和生活质量的重要病理因素之一，环境的污染、吸烟等不良生活习惯、生活压力加剧等因素使得癌症的多发，肺癌的发病也十分常见。肺区重病的诊断应该注重检查肺叶区，若肺叶出现一个或数个咖啡色暗斑，常提示患有肺癌甚或癌症扩散。对于有肺癌家族史的人群，应当尤为关注，如果身体兼长期低热、盗汗等应提早做好诊断及保健预防工作。

适宜自查的群体包括有吸烟史、易患外感、慢性肺病、胸闷胸痛等患者。

四、脾之疾病

脾为后天之本，主四肢，运化水谷精微而灌溉四旁。当脾气充盛，化源充足时，肌肉四肢得以营养，肌肉丰满，四肢强劲，而当脾气不足，脾失健运时，则会出现身体消瘦，四肢乏力倦怠，手软无力，甚或脾气运水失职，出现身体肥胖，纳呆，大便黏滞不爽或便秘等。

脾病的诊断可在手上分三部分观测，可以按照疾病分期进行鉴别诊断。第一，初期查食指，脾之经络变化，可以通过食指查询。第二，中期查脾区，脾区位于手掌中心部位，若将手掌平均分为九格，脾区则位于中央，可以反映脾脏气血的充盈与否。第三，后期查反应点，脾脏疾病的反应点位于无名指下靠近小鱼际的地方。

通常，脾胃病初期，会出现经络的反映，可以通过食指判断，如若食指上部出现红晕则表示脾胃有热，红色越向下延伸，病情越重。长期患有脾胃病的患者，脾区的常见病理征象包括红斑、白斑等，如若出现红色斑块则表示患有胃炎的可能性较大，如若出现苍白点则可能出现病毒感染或抵抗力下降状况，如若出现脾区凹陷，则提示脾气下陷。

适宜自查的群体包括日常免疫力低下、体形肥胖、长期有慢性病者等。

五、肾之疾病

肾为先天之本，主骨、生髓，主生殖，肾气充盛与否也会在手部肾区有所表现。

肾脏疾病的诊查可分为四部分诊查：第一，查小指，小指若出现苍白畸形，有冷汗，甚或自觉寒凉不能温，常提示肾脏虚寒，性能力和生殖能力较为低下。第二，查肾区，肾区位于腕横纹竖分线的中点附近，此点左右为左右肾区，反应肾及肾上腺等疾患。第三，查小指以下延长线，如若小指及下方出现苍白，则提示肾精亏损，如若骨突明显，则常有骨骼等疾病，如若出现颗粒，常提示前列腺肥大、阴囊结核等疾患。第四，大小鱼际之间，此处是肾的重要反应点，用以专门检查生殖器疾病，是诊断女性子宫肌瘤、男性阴寒囊缩等器质性病变的位置。

适宜自查的群体包括患有骨关节疾病、腰痛、泌尿生殖系统、思虑过度等问题的患者。

第三节　常用保健穴

穴位是人体中一些独特的"点"，在中医理论中，它们位于人体内气血运行的通道——经络路线上，是气汇聚较多的地方，刺激这些点，对经络气血的影响比较大，从而有较强的调节作用。

普通读者虽然不能使用毫针自行治疗，但可以把指头作为"针"，即所谓"指针"，或者用按摩器具进行自我点按，从而自我激发穴位的调节作用。以下就介绍一些方便自己点按的常用穴位，所列出的适应证最好是通过针灸技术去治疗，但在家中适合自我按摩点穴，亦有一定的治疗和保健效果。

一、上肢穴位

（一）手部穴位

1- 合谷穴

适应证 ▶ 风寒感冒所导致的发热无汗，扁桃体炎、喉炎、咽炎、下牙齿痛、口眼歪斜等。古人有"面口合谷收"的俗语，即口眼歪斜等面部病症常选用合谷穴。

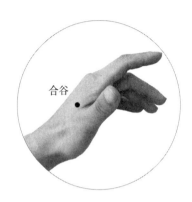

合谷

穴位归属 ▶ 合谷穴属于手阳明大肠经，是这条经脉的原穴（即气血汇聚较多的地方）。

注意　孕妇忌点按此穴。

取穴定位 ▶ 左右手都有（除了一些在人体前、后正中线上的穴位之外，一般穴位在人体上是左右侧都有的）。在手背，当第2掌骨桡侧（即朝向大拇指的一侧）的中点处。简便取穴定位：用一手的拇指指间关节横纹，放在另一手拇、食指之间的指蹼缘上，在拇指尖下所对的地方就是。

点按方法 ▶ 指头用力按压10～20次，局部应有明显的酸胀感。点按前应剪去、磨平过长的指甲，以免划伤皮肤。

2- 劳宫穴

适应证 ▶ 心痛，心悸，口疮，口臭等。

穴位归属 ▶ 劳宫穴是手厥阴心包经的荥穴。

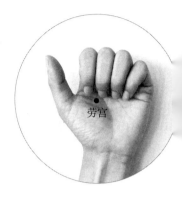

劳宫

取穴定位 ▶ 在掌区，横平第3掌指关节近端第2、3掌骨之间偏于第3掌骨。简便取穴法：手自然地握拳，中指尖所触及的部位即为劳宫穴。

点按方法 ▶ 点按方法：以一手的拇指由轻渐重地按压另一手的劳宫穴20～30次，以能忍受为度。

3 - 后溪穴

适应证 ▶ 腰扭伤、落枕、耳聋耳鸣的辅助治疗。预防颈椎病和腰椎病。

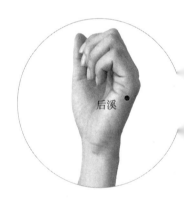

后溪

穴位归属 ▶ 手太阳小肠经的输穴，八脉交会穴（通于督脉）。

取穴定位 ▶ 在手内侧第5指掌关节尺侧近端掌横纹头赤白肉际中。具体在小指尺侧，第5掌骨小头后方。

点按方法 ▶ 坐在桌前，可以把双手后溪穴的这个部位放在桌子沿上，用腕关节带动双手，轻松地来回滚动，即可达到刺激效果。在滚动当中会有一种轻微的酸痛。每天2次，每次3～5分钟。

4 - 腰痛穴

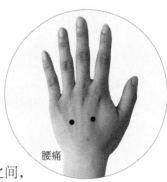

腰痛

适应证 ▶ 急性腰扭伤、腰肌劳损。

穴位归属 ▶ 腰痛穴是"经外奇穴",不属于传统的十二经脉的穴位,左右手背各有2个。

取穴定位 ▶ 手背侧,在第2、3掌骨及第4、5掌骨之间,当腕背侧横纹与掌指关节中点处。

点按方法 ▶ 用力点按穴位1～3分钟,同时适度慢慢活动腰部。

（二）腕部及前臂穴位

1 - 神门穴

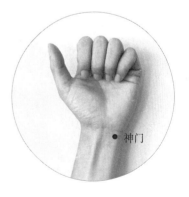

神门

适应证 ▶ 心痛、心烦、心悸、健忘、失眠、晕车等。

穴位归属 ▶ 手少阴心经的原穴。

取穴定位 ▶ 在腕前区,腕掌侧远端横纹尺侧端,尺侧腕屈肌腱的桡侧缘。简便取穴法:小指与无名指指缝对应的腕横纹处,按压时有凹陷。

点按方法 ▶ 稍用力点按,以有轻微酸胀感为宜。

2- 阳池穴

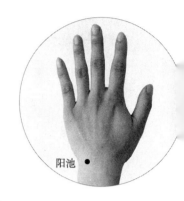

阳池

适应证 ▶ 手腕痛、头痛、糖尿病等。

穴位 归属 ▶ 手少阳三焦经的原穴。

取穴 定位 ▶ 在腕后区，腕背侧远端横纹上，指伸肌腱的尺侧缘凹陷中。

点按 方法 ▶ 稍用力点按，以有轻微酸胀感为宜。

3- 列缺穴

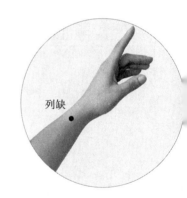

列缺

适应证 ▶ 感冒、咳嗽、气喘、头痛项强、掌中热、上肢不遂、手腕无力或疼痛。

穴位 归属 ▶ 手太阴肺经的络穴。

取穴 定位 ▶ 在前臂，腕掌侧远端横纹上1.5寸，肱桡肌和拇长展肌腱之间。
简便取穴法：以左右两手虎口交叉，一手食指押在另一手的桡骨茎突上，食指尖下凹陷中即列缺穴。

点按 方法 ▶ 稍用力点按，以有轻微酸胀感为宜。

4 - 内关穴

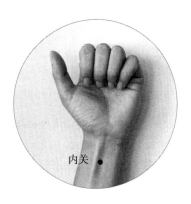

内关

适应证 ▶ 心绞痛、心律不齐、胃痛、呕吐、晕车、失眠等。

穴位归属 ▶ 手厥阴心包经的络穴。

取穴定位 ▶ 在前臂前区，腕掌侧远端横纹上2寸，掌长肌腱与桡侧腕屈肌腱之间。

点按方法 ▶ 间断性地用力点按，以有缓解病症效果为宜。

5 - 外关穴

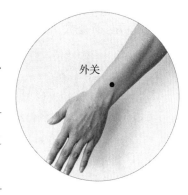

外关

适应证 ▶ 发热性疾病；头痛、目赤肿痛、耳鸣、耳聋等；手臂疼痛。

穴位归属 ▶ 手少阳三焦经的络穴。八脉交会穴之一，通阳维脉。

取穴定位 ▶ 在前臂后区，腕背侧远端横纹上2寸，尺骨与桡骨间隙中点。

点按方法 ▶ 间断性地用力点按，以有明显的酸胀感为宜。

6 - 支沟穴

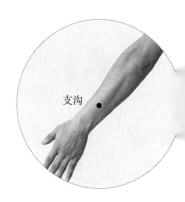

支沟

适应证 ▷ 发热性疾病，头痛、耳鸣、耳聋等，手臂疼痛，便秘。

穴位归属 ▷ 手少阳三焦经的经穴。

取穴定位 ▷ 在前臂后区，尺骨与桡骨间隙中点，腕背侧远端横纹上3寸。简便取穴法：从外关穴上1寸，约当前臂的前1/4与2/4交界点处。

点按方法 ▷ 间断性地用力点按，以有明显的酸胀感为宜。

（三）肘肩部穴位

1 - 曲池穴

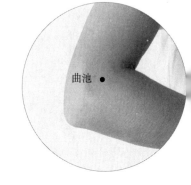

曲池

适应证 ▷ 发热性疾病；肠道疾病；牙痛；冠心病；咽喉肿痛，下牙齿痛等。

穴位归属 ▷ 手阳明大肠经的合穴。

取穴定位 ▷ 在肘区，在尺泽与肱骨外上髁连线中点凹陷处。简便取穴法：屈肘成直角，在肘弯横纹尽头处。

点按方法 ▷ 间断性地用力点按，以有明显的酸胀感为宜。

2 - 尺泽穴

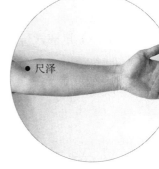
● 尺泽

适应证 ▶ 感冒，扁桃体炎，喉炎，咽炎，支气管炎，胃肠炎，肘关节疼痛。

穴位归属 ▶ 手太阴肺经的合穴。

取穴定位 ▶ 在肘区，肘横纹在肱二头肌腱桡侧凹陷中。简便取穴法：在手臂内侧中央处有粗腱，腱的外侧外即是尺泽穴。

点按方法 ▶ 间断性地用力点按，以有明显的酸胀感为宜。

3 - 肩井穴

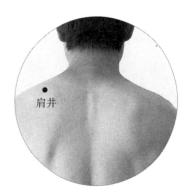
● 肩井

适应证 ▶ 肩背痛，风寒感冒，乳腺炎等。

穴位归属 ▶ 足少阳胆经的穴位。

取穴定位 ▶ 在肩胛区，第7颈椎棘突与肩峰最外侧连线的中点。简便取穴法：本人自然弯曲肘部，左手自然地搭到右肩部，左中指尖所触及的地方即为右侧肩井穴，右手搭在左肩处，右中指尖触及的地方即为左侧肩井穴。

注意 孕妇忌点按此穴。

点按方法 ▶ 以大拇指在肩前，食指和中指在肩后，从两侧用力掐按，以有明显的酸胀感为宜。

二、下肢穴位

（一）足部穴位

1- 涌泉穴

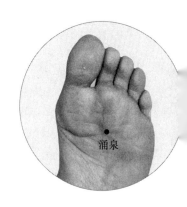

涌泉

适应证	倦怠乏力，失眠，高血压，糖尿病，过敏性鼻炎，更年期综合征等。
穴位归属	足少阴肾经的井穴。
取穴定位	在足底，屈足卷趾时足心最凹陷中；约当足底第2、3趾蹼缘与足根连线的前1/3与后2/3交点凹陷中。
点按方法	间断性地用力点按，以有明显的酸胀感为宜。

2- 太冲穴

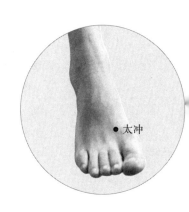

太冲

适应证	头痛，眩晕，目赤肿痛，遗尿，月经不调，痛经等。
穴位归属	足厥阴肝经的输穴、原穴。
取穴定位	在足背，第1、2跖骨间，跖骨底结合部之前方凹陷处。（与手背的合谷穴对应）

点按方法 ▶ 间断性地用力点按，以有明显的酸胀感为宜。

3- 隐白穴

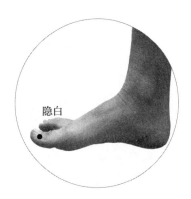

隐白

适应证 ▶ 腹胀，便血，尿血，月经过多，崩漏等。

穴位归属 ▶ 足太阴脾经的井穴。

取穴定位 ▶ 在足趾，大趾末节内侧，趾甲根角侧后方0.1寸。

点按方法 ▶ 用较尖的硬物点按1～2分钟，每日3～4次，以不点破皮肤为宜。

4- 内庭穴

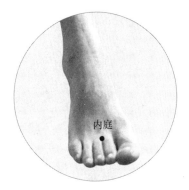

内庭

适应证 ▶ 牙痛，咽喉肿病，胃痛，三叉神经痛，便秘，急慢性肠炎等。

穴位归属 ▶ 足阳明胃经的荥穴。

取穴定位 ▶ 在足背，第2、3趾间，趾蹼缘后方赤白肉际处。

点按方法 ▶ 间断性地用力点按，以有明显的酸胀感为宜。

（二）踝部及小腿穴位

1- 太溪穴

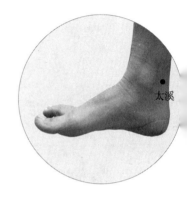

太溪

适应证 ▶ 月经不调，遗精，阳痿，手脚冰凉，便秘，糖尿病，腰痛等。

穴位归属 ▶ 足少阴肾经的输穴、原穴。

取穴定位 ▶ 在足踝区，内踝尖与跟腱之间凹陷中。

点按方法 ▶ 间断性地用力点按，以有明显的酸胀感为宜。

2- 照海穴

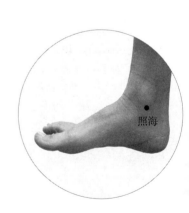

照海

适应证 ▶ 月经不调，带下病，小便频数，尿潴留，便秘，咽喉干痛，失眠等。

穴位归属 ▶ 足少阴肾经的穴位。八脉交会穴之一，通于阴跷脉。

取穴定位 ▶ 在踝区，内踝尖下 1 寸，内踝下缘边际凹陷中。

点按方法 ▶ 间断性地用力点按，以有明显的酸胀感为宜。

3 - 昆仑穴

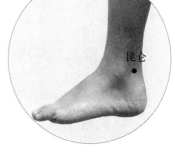

适应证 ▶ 头痛，眩晕，颈椎病，鼻出血，腰骶疼痛，足跟痛等。

穴位归属 ▶ 足太阳膀胱经的经穴。

取穴定位 ▶ 在踝区，外踝尖与跟腱之间的凹陷中。

注意 孕妇忌点按此穴。

点按方法 ▶ 间断性地用力点按，以有明显的酸胀感为宜。

4 - 申脉穴

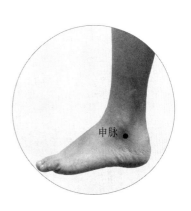

适应证 ▶ 头痛，眩晕，失眠，嗜睡，目赤肿痛，腰腿痛等。

穴位归属 ▶ 足太阳膀胱经的穴位。八脉交会穴，通于阳跷脉。

取穴定位 ▶ 在踝区，外踝尖直下，外踝下缘与跟骨之间凹陷中。

点按方法 ▶ 间断性地用力点按，以有酸胀感为宜。

5 - 承山穴

适应证 ▶ 痔疮，便秘，腰腿痛等。

穴位归属 ▶ 足太阳膀胱经的穴位。

取穴定位 ▶ 在小腿后区，腓肠肌两肌腹与肌腱交角处。

点按方法 ▶ 间断性地用力点按，以有明显的酸胀感为宜。

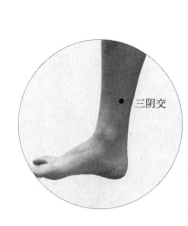

承山

6 - 三阴交穴

适应证 ▶ 消化不良，月经不调，带下，闭经，子宫脱垂，遗精，阳痿，小便不利，遗尿，下肢疼痛或无力、失眠等。

穴位归属 ▶ 足太阴脾经与足少阴肾经、足厥阴肝经交会之处。

三阴交

取穴定位 ▶ 在小腿内侧，内踝尖上3寸，胫骨内侧缘后际。

点按方法 ▶ 间断性地用力点按，以有明显的酸胀感为宜。

7 - 足三里穴

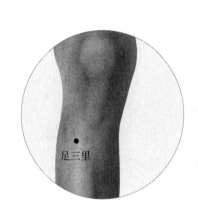

足三里

适应证 ▶ 是针灸学中著名的保健穴，适合亚健康人群所出现的各种症状。临床上适应证广泛，如急慢性胃肠炎、十二指肠溃疡、胃下垂、痢疾、阑尾炎、肠梗阻、高脂血症、冠心病、心绞痛、风湿热、支气管炎、支气管哮喘、肾炎、失眠等。

穴位归属 ▶ 足阳明胃经的合穴，胃下合穴。

取穴定位 ▶ 在小腿外侧，犊鼻下3寸，胫骨前嵴处1横指处，犊鼻与解溪连线上。

点按方法 ▶ 间断性地用力点按，以有明显的酸胀感为宜。

8 - 阳陵泉穴

适应证 ▶ 胁肋部疼痛，坐骨神经痛，胆囊炎，膝关节炎，下肢痿软等。

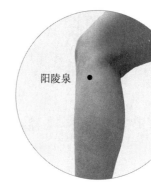

穴位归属 足少阳胆经的合穴，胆之下合穴，八会穴之筋会。

阳陵泉

取穴定位 在小腿外侧，腓骨头前下方凹陷中。

点按方法 间断性地用力点按，以有明显的酸胀感为宜。

（三）膝部及大腿穴位

1- 犊鼻穴

适应证 膝关节炎。

犊鼻

穴位归属 足阳明胃经的穴位。

取穴定位 在膝前区，髌韧带外侧凹陷中。

点按方法 间断性地用力点按，以有明显的酸胀感为宜。

2- 血海穴

适应证 ▶ 湿疹，荨麻疹，丹毒，月经不调等。

穴位归属 ▶ 足太阴脾经的穴位。

取穴定位 ▶ 在股前区，髌底内侧端上 2 寸，股内侧肌隆起处。

点按方法 ▶ 间断性地用力点按，以有明显的酸胀感为宜。

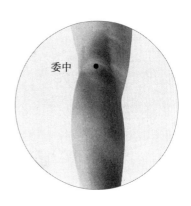

3- 委中穴

适应证 ▶ 腰痛，小便不利，遗尿，丹毒等。

穴位归属 ▶ 足太阳膀胱经的合穴，膀胱之下合穴。

取穴定位 ▶ 在膝后区，腘横纹中点。

点按方法 ▶ 间断性地用力点按，以有明显的酸胀感为宜。

三、头面部穴位

（一）面部穴位

1 - 晴明穴

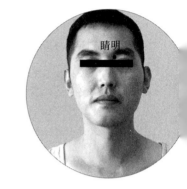

适应证 ▶ 近视眼，远视眼，眩晕，迎风流泪等。

穴位归属 ▶ 足太阳膀胱经的穴位。

取穴定位 ▶ 在面部，目内眦上方凹陷中。

点按方法 ▶ 间断性地轻轻用力点按，以有轻度的酸胀感为宜。

2 - 四白穴

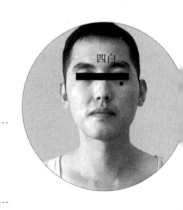

适应证 ▶ 目翳，眼睑𥆧动等。

穴位归属 ▶ 足阳明胃经的穴位。

取穴定位 ▶ 在面部，眶下孔处。

| 点按方法 | 间断性地用力点按，以有明显的酸胀感为宜。 |

3- 迎香穴

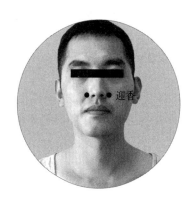

| 适应证 | 感冒，鼻炎，鼻出血，口眼歪斜等。 |

| 穴位归属 | 手阳明大肠经的穴位。 |

| 取穴定位 | 在面部，鼻翼外缘中点旁，鼻唇沟中。 |

| 点按方法 | 用大拇指和食指分别点掐鼻翼两侧的迎香穴 2～3 分钟，间断性地用力点按，以有明显的酸胀感为宜。 |

4- 下关穴

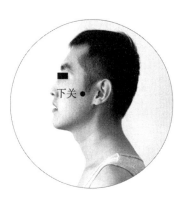

| 适应证 | 耳鸣，耳聋，牙痛，口眼歪斜等。 |

| 穴位归属 | 足阳明胃经的穴位。 |

取穴定位 ▶ 在面部，颧弓下缘中央与下颌切迹之间凹陷中。

点按方法 ▶ 间断性地用力点按，以有明显的酸胀感为宜。

5- 上关穴

适应证 ▶ 偏头痛，耳鸣，耳聋，口眼歪斜等。

穴位归属 ▶ 足少阳胆经的穴位。

取穴定位 ▶ 在面部，颧弓上缘中央凹陷中。

点按方法 ▶ 间断性地用力点按，以有明显的酸胀感为宜。可以与下关穴一起点按。

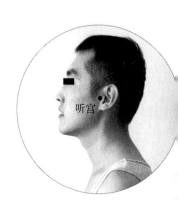

上关

6- 听宫穴

适应证 ▶ 耳鸣，耳聋等。

听宫

穴位归属 ▶ 手太阳小肠经的穴位。

取穴定位 ▶ 在面部，耳屏正中与下颌骨髁状突之间的凹陷中。

点按方法 ▶ 间断性地用力点按，以有酸胀感为宜。

（二）头顶穴位

1- 百会穴

适应证 ▶ 失眠，头痛，眩晕，中风后遗症，脱肛，子宫脱垂等。

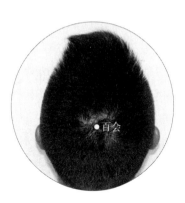
●百会

穴位归属 ▶ 督脉的穴位。

取穴定位 ▶ 在头部，前发际正中直上5寸。

点按方法 ▶ 间断性地用力点按5～10分钟。

2 - 上星穴

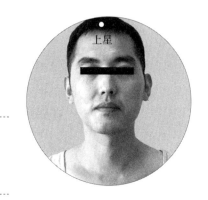

上星

适应证 ▶ 头痛，目痛，鼻窦炎，鼻出血等。

穴位归属 ▶ 督脉的穴位。

取穴定位 ▶ 在头部，前发际线正中直上 1 寸。

点按方法 ▶ 间断性地用力点按 5 ~ 10 分钟。

四、颈项部穴位

1 - 风池穴

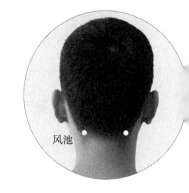

风池

适应证 ▶ 头痛，眩晕，落枕，颈椎病，感冒，眼部各种疾患，鼻炎等。

穴位归属 ▶ 足少阳胆经的穴位。

取穴定位 ▶ 在颈后区，枕骨之下，胸锁乳突肌与斜方肌上端之间的凹陷中。

点按方法 ▶ 间断性地用力点按，以有明显的酸胀感为宜。

2 - 翳风穴

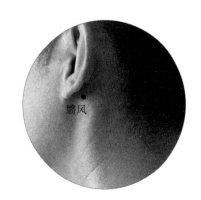

翳风

适应证 ▶ 耳鸣，耳聋，面瘫，牙痛等。

穴位归属 ▶ 手少阳三焦经的穴位。

取穴定位 ▶ 在颈部，耳垂后方，乳突下端前方凹陷中。

点按方法 ▶ 间断性地用力点按，以有明显的酸胀感为宜。

五、胸腹部穴位

1 - 膻中穴

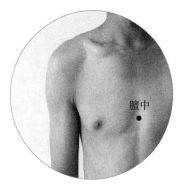

膻中

适应证 ▶ 咳嗽，气喘，心悸，胸闷，乳汁不足等。

穴位归属 ▶ 任脉的穴位，八会穴之气会。

取穴定位 ▶ 在胸部，横平第 4 肋间隙，前正中线上。简便取穴法：在两乳头连线的中点。

点按
方法 ▷ 间断性地用力点按，以有明显的酸胀感为宜。

2- 中脘穴

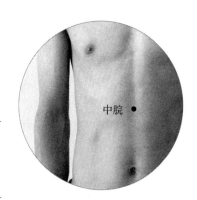

中脘

适应证 ▷ 胃痛，呕吐，腹胀，泄泻。

穴位
归属 ▷ 任脉的穴位，八会穴之腑会。

取穴
定位 ▷ 在上腹部，脐中上 4 寸，前正中线上。注意：依据骨度分寸法，从肚脐到胸剑联合之间的距离被规定为 8 寸，所以中脘穴应当是在"胸窝口"与肚脐之间的中点。

点按
方法 ▷ 间断性地用力点按，以有明显的酸胀感为宜。

3- 神阙穴

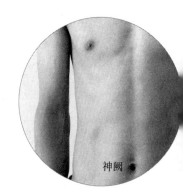

神阙

适应证 ▷ 虚寒性腹痛，泄泻，脱肛，痔疮，虚脱等。

穴位
归属 ▷ 任脉的穴位。

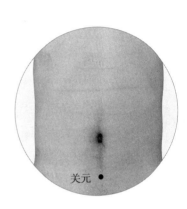

关元 •

取穴定位 ▶ 在脐区，脐中央。

点按方法 ▶ 热水袋适当热敷，或者擦净皮肤后贴伤湿止痛膏。

4 - 关元穴

适应证 ▶ 遗尿，小便频数，遗精，阳痿，疝气，月经不调，不孕，倦怠虚弱。

穴位归属 ▶ 任脉与足太阴脾经、足少阴肾经、足厥阴肝经的交会穴。

取穴定位 ▶ 在下腹部，脐中下3寸，前正中线上。注意：依据骨度分寸法，从肚脐到耻骨联合上缘之间的距离被规定为5寸，所以关元穴应当是比肚脐到耻骨联合上缘之间的中点再向下一些。

点按方法 ▶ 排尿后、卧床时由轻渐重地用力点按，每次5分钟，每日2~3次。力度以能忍受为宜。
此外，人体背腰部也有很多常用穴位，但普通人自己难以取穴按摩，只能由专业人士取穴治疗，所以在此略去。

第十章
起居养生

　　起居养生法是一种通过调节人体的生活起居，使之符合人生理规律的一种养生方法。中国的传统起居养生法有着数千年的历史。我国最早的中医典籍《黄帝内经》就有关于起居养生的论述："上古之人，其知道者，法于阴阳，和于术数，食饮有节，起居有常，不妄作劳，故能形与神俱，而尽终其天年，度百岁乃去。"强调了养生要顺应自然规律，饮食起居有道，才能形神共养，寿命长久。

　　一日的起居有常是指要按照"日出而作，日落而息"的原则安排每天的作息时间。中医认为，随着一日之昼夜晨昏阴阳消长的变化，人体的阴阳气血也进行相应地调节。白天阳气行于外，起推动作用，人体的五脏六腑、组织器官都是在阳气的推动下完成各自的功能活动；夜晚阳气趋于内，机体休养生息，恢复体力。现代医学研究证实，人体内的生物钟与自然界昼夜晨昏规律相一致，所以人们应该按照体内生物钟的规律而作息，以保证身体的健康。

　　一年的起居有常是指人体应按照四时阴阳变化规律对生活起居进行适当地调整。人体与自然界一样，具有春生、夏长、秋收、冬藏的变化，所以应根据这个变化而适当地调节生活起居。《黄帝内经》中有关于四季不同起居的论述："春三月，……夜卧早起；夏三月，……夜卧早起；秋三月，……早卧早起；冬三月，……早卧晚起。"也就是说，人们的作息时间应根据四季更替而不同。"春夏养阳"宜晚睡早起，而"秋冬养阴"宜早睡早起或早睡晚起。另外，由于个人体质存在差异，那么应该根据自身具体情况对作息时间进行适当的调整。

第一节　起居养生总则

　　中国古典医籍《黄帝内经》告诫后人：起居养生的原则是要做到"起居有常"。

这是强身健体、延年益寿的重要原则。如果我们能做到起居有常，就能保养神气，使精力更充沛，表现为面色红润含蓄，目光炯炯有神，神采奕奕，生命力旺盛。反之，如果起居无常，不能顺应自然界的规律，日久则神气衰败，就会出现精神萎靡不振，面色暗淡无华，目光呆滞、生命力衰退，甚至发生疾病、加速衰老。

综合古代医家关于起居养生的观点，将起居养生的总原则归纳为：适四时、贵自然、尚中和、因人因地等。

一、适四时

"适四时"指的是人的作息要顺应四时阴阳消长的变化。

1 - 顺应春季之生发

春季人体的阳气开始趋向于表，皮肤逐渐舒展，肌表气血供应增多。在起居方面要求早起晚睡，免冠披发，宽松衣带，舒展肢体，在庭院或广场信步慢行，以助阳气的生发。春季气候变化较大，乍暖乍寒时有发生；加之人体腠理逐渐疏松，故抵抗能力随之减弱，所以春天要适当地"春捂"，不宜立刻脱去棉衣，特别是年老体弱者更要注意保暖。

2 - 顺应夏季之滋长

夏季是阳气旺盛、万物繁茂的季节，暑湿当令，酷热难耐，暑邪耗气伤津，阳气易于耗散，阴气相对不足，此时应"养阳护阴"并重。夏季作息宜早起晚睡，以顺应自然界阳盛阴衰的变化。白天应注意避暑，夜间不能贪凉露宿。在树荫下、水亭中、凉台上纳凉时，也不要时间过长，以防贼风侵入体内而患阴暑证。

3 - 顺应秋季之收敛

秋季万物成熟，人体阳气逐渐收敛，而阴气渐长，应以"养收之道"为主。初秋时节，余暑未消，而凉风时作，天气变化多端，但因人体的阳气尚未潜藏体内，故此时不能骤然增加衣被，而要适当地"秋冻"。秋季应当早卧早起，以顺应此时收敛之气。精神上为了适应阴气的生长，要保持内敛而安宁；既要避免秋季的萧条景色而产生悲伤的情绪，又要保持快乐的心情。

4 - 顺应冬季之闭藏

冬季是一年中最冷的季节，阳气闭藏，阴气盛极，应当"养阳固精"，而不能扰动阳气。起居应早睡晚起，等到太阳出来再进行户外活动，让人体的阳气潜藏于内而不外泄于外。居住地宜保暖，不能让寒风直入。进行户外活动时要注意保暖，衣着不能过于单薄，老年人、小孩及体弱者不宜在户外逗留过长。精神上要保持安静、沉稳，就像心有所获一样。

二、贵自然

"贵自然"指的是自然而然，不刻意的伪装造作。首先要有一种豁达的生活态度；然后是日常起居中的潇洒自然，颇似庄子所谓的"不导引而寿""无江海而闲"，即在起居养生行为中的举重若轻。

三、尚中和

"尚中和"指的是养生行为"无过""无不及"，做到恰到好处。就像唐代医家孙思邈关于劳逸的论述："养生之道，常欲小劳，但莫疲及强所不能堪耳。"是说不能不劳作，但是也不能过于劳作，要达到一个"中和"的程度。

四、因人因地

"因人因地"是指养生行为的灵活性，不仅要根据每个人的体质差异、心理素质差异等选择适合自己的日常生活方式及起居养生形式，还要根据居住地区的气候、地理等条件不同而相应地制定科学的日常起居安排及养生活动。

除了"起居有常"，起居养生法包括居住环境、居室环境、居住地的气候、饮食有节、睡眠养生等。

第二节　四季起居养生

四季养生是指顺应自然界一年中的春、夏、秋、冬四季气候阴阳变化的规律和特点，通过相应的调养护理方法，达到健康长寿的目的。《黄帝内经》有云："故智者之养生也，必顺四时而适寒暑。"这是根据四季不同气候特点提出的顺时养生原则，为四季养生奠定了深厚的理论基础。孙思邈指出"衣食寝处皆适，能顺时气者，始尽养生之道""故善摄生者，无犯日月之忌，无失岁时之和"，即善于养生者，能顺应四季变化规律而调整自己的生活起居。

根据四季养生的理论，总结出四季起居养生的原则：春季宜夜卧早起，心情愉快，心胸宽畅；夏季宜夜卧早起，无厌恶和愤怒；秋季宜早卧早起，保持精神安宁，忌悲伤；冬季宜早卧晚起，神志深藏于内、安静自若，忌惊恐。

一、春季之起居养生

春季包括从立春开始到谷雨结束所有节气。根据《素问·四气调神大论》中的论述，春三月是"发陈"的季节，人体的阳气应顺应天地的阳气，逐渐升发，身体开始舒展，故此时的起居养生应以助阳为主。

1 - 夜卧早起以保肝

春回大地，万物复苏，一片欣欣向荣的景象。曾经在寒冬闭藏的阳气逐渐升发起来，身体像花草树木一样慢慢舒展，此时正常的睡眠特别重要。早上要早点起床，以利于阳气的升发，因为春季的早晨是一年中生机最旺盛的时候，所谓"一年之计在于春，一天之际在于晨"。"肝应春"，肝主疏泄，夜卧早起有利于肝气调达。

2 - 科学饮食保健康

春季饮食以清淡为宜。春天人们容易上火，口苦咽干、舌红苔黄时有发生，特别是阴虚火旺或者阳气亢盛的人，所以在饮食上一定要注意不能吃油腻、辛辣的食物。唐代孙思邈《千金要方》中有关于"春日宜省酸、增甘，以养脾气"的论述，意指春天不能吃太多酸味的食物，而应多吃点甜味的食物。因为酸入肝，吃酸太多则不利于肝的疏泄和阳气的升发；而甜入脾，多吃点甜味的食物，则有助于补益脾胃之气。

3 - 适当运动助阳气

《素问·四气调神大论》中提出春季应"被发缓行，广步于庭"，为了顺应阳气升发的特性，春季适合散着头发在郊外、公园、广场或者草地上信步漫游，以缓解疲劳，舒展身体，激发阳气，增强体质。除了散步之外，还可以慢跑、打球、打太极拳、做操等。不管哪种运动，都要循序渐进，慢慢活动筋骨，以免外伤。

4 - 宽松衣着展身体

既然要舒展身体，激发阳气，在衣服的选择上就要以宽松舒适为宜，不要穿过紧的衣服，衣服太紧不利于阳气的升发。另外，还要遵循"春捂秋冻"的原则，因为春天经常会出现"乍暖还寒"的现象，所以不能骤然脱去棉衣，而要适当地"捂一捂"，以防风邪侵袭。

5 - 调畅情志养精神

春季要保持积极乐观的态度，心胸开阔，尽量不要发怒，避免忧郁等不良情绪的影响。要经常鼓励、赞美别人和自己，少些惩罚和抱怨。多听一些欢快的音乐，调养情操；还可以结伴春游缓解心身的疲惫，以利于升发阳气。

二、夏季之起居养生

夏三月包括立夏开始到大暑结束的所有节气。根据《素问·四气调神大论》中的论述，夏三月是"蕃秀"的季节，人体的阳气顺应自然界的阳气而发展到最旺盛的时期，故此时的起居养生应调和阴阳。

1 - 夜卧早起以养心

夏天是花草树木生长最旺盛的时期，也是果实孕育成熟的时期。此季天长夜短，人体应该顺应自然界的变化而晚睡早起。虽然夏季酷热难耐、阳光太强烈，但是也不能长期躲在空调房间里不出门，而是要"无厌于日"，就是不要讨厌炙热的太阳，做好防晒防暑准备，经常走出去。"心应夏"，人体在夏季顺应自然界的规律是为了更好地保护心脏，预防秋冬季节生病。

2 - 饮食清补助运化

炎热的夏季，人们往往胃口不好、食欲不振，平时饭量比较大的人也容易在夏季饭量变小，这就是人们常说的"苦夏"。为了保证一天营养的充足，饮食的选择上显得尤为重要。夏季的饮食既要清淡，又要有营养，可以多吃一些凉性的蔬菜和水果，以补充夏季因出汗过多而散失的体液和身体必须的维生素；但是一定切记贪凉，不要食用刚从冰箱里拿出来的水果、饮料等，避免损失脾胃。夏季的一日三餐都不要太油腻，也不要吃太多甜味的食物，因为这些都会影响脾胃的运化；可以多吃一些辛味的食物，因夏对应心，而心火克肺金，食用辛味食物有助于补肺气。还可以吃一些苦味的食物，因苦能清泄，可以消除体内的积热，也可增加食欲。

3 - 适度运动把汗出

盛夏，尤其是三伏天，人们大都愿意坐在空调房中，一刻也不想被烈日晒得满头大汗。殊不知，这样贪图一时之快，恰恰容易把暑热封闭在体内，长期暑热不除，便会形成内热而致病。解决的办法就是要"走出去"，避开中午太阳特别强烈的时候，可以适当地进行户外运动，控制好运动的强度，既要出汗，也不要"过汗"（过度出汗）而损伤人体的津液与阳气。这就是《素问·四气调神大论》所说的"使气得泄"。夏季是阳气生长的好时节，一定要在户外进行适当地锻炼，以保养阳气。

4 - 衣着适宜不贪凉

夏季气温高、湿度大，人体最容易出汗，所以一定要选择棉麻、吸湿性较好的衣服和被褥。不要穿紧身衣，因为紧身衣不容易散热而致湿热郁闭于体内；而要选择宽松、舒适的衣服。不要长期待在空调屋子里，而要经常进行室内通风，尤其是夜晚，更不能一宿睡在空调屋中。空调的温度不能太低，最好在26℃以上，避免室内外温差太大而造成身体的不适应。如果开空调睡觉，一定要把胃口、腹部盖上薄被，做好保暖，防止受凉而胃痛、腹泻。

5 - 欢畅心情"志无怒"

夏季的炎热确实容易让人们产生烦躁、易怒的情绪，失去对一些事情的耐性。此时，更应该注意调节自己的情绪，尽量保持心情的愉悦，不要动不动就发怒。可以选择自己爱好或特长的事情来做，也可以听一些舒缓的音乐来调节。女性在夏季可以尽情地装扮自己，让自己的美丽充分显露出来，"若所爱在外"。另外，应尽自己最大力量帮助那些需要帮助的人，所谓"助人为乐"，以此使身心更加愉快。

6 - 适当午睡保睡眠

论季节对睡眠的影响最甚者，当属夏季了。夏季不但气候炎热，而且蚊虫较多，有时夜里不是被热醒，就是被蚊子咬醒，睡眠质量不好保障。为了充实体力和精力，午睡是非常必要的。古人是很注重睡"子午觉"的，所以中午 11 点 ~ 13 点的午觉难能可贵。但是午睡的时间不宜太长，一般 1 小时左右为宜，因为太长了会让人有一种睡不醒的感觉，这是因为时间长了会进入深睡眠状态。午睡也不能太随意，不能趴在桌子上或者坐着睡，而要舒舒服服地躺下睡，并且要盖上胃口和腹部，避免凉气乘虚而入。

三、秋季之起居养生

秋三月包括从立秋开始到霜降结束的所有节气，根据《素问·四气调神大论》中的论述，秋三月是"容平"的季节，即是万物成熟的季节，自然界的景象成熟而平定收敛。人体要顺应自然界的变化，收敛神气，使阳气内敛、阴精内收，遵循秋季"养收"的养生原则。

1 - 早卧早起收肺气

秋高气爽，是万物成熟而收获的季节，是阳气渐消、阴气渐长的季节。此时人体要顺应自然界的变化，收敛阳气、蓄聚阴精。早睡，可以使意志安宁清净，缓和秋天肃杀之气对人体的影响，收神敛气。早起，可以呼吸新鲜湿润的空气，保持一天的精神。"肺应秋"，秋天多燥，肺喜湿恶燥，肺朝百脉，需要水的滋润，所以润肺非常重要。

2 - 饮食调和润肺燥

秋季跟夏季相比，湿气减少了，燥气增加了，此时花草树木枯黄叶落，以保持津液养护自身，人体也要适应自然界这一特点，收敛津精，以养内脏。此时应该多吃一些滋阴润肺、养阴润燥的食物。酸味食物具有收敛酸收的特性，适合秋季食用；而辛辣香燥的食物容易伤津劫耗液，更加重体内的燥热，不适合食用。干燥的秋季，一些甘淡滋润的瓜果是良好的选择，可以生津润燥、养脾利肺；而辛味食物要减少摄入，因"辛能散"，即辛味能耗散阴津，加重秋燥之证。故秋季的饮食调养，要遵循"秋冬养阴"的原则，多吃些滋阴润燥的饮食，以防秋燥伤阴。

3 - 动静结合强身体

秋季的运动应该遵循"养收"的原则，比较适合健身和郊游，约上几个亲朋好友，一起到大自然中登高远眺，适当运动，以强身健体。还可以选择散步、长跑、太极拳、做健身操、游泳等适量的运动，动作宜平缓温和，循序渐进，周身微微出汗即可，千万不能大汗淋漓，而要汗出即止，以免津随阳气外泄。在练习"动功"的同时，可以配合"静功"，如内气功、意守功等，动静结合，如此"动则强身，静则养神"，而达到心身强健的目的。

4 - "多事之秋"防疾病

秋季是流行病多发的季节，如流感、乙脑、肠道传染病等，也容易引起旧病，如高血压、冠心病、支气管炎、哮喘等。要安稳地度过秋天，就必须有预防为主的思想，一定要做到早发现早治疗。首先是要注意饮食卫生，不要吃腐败变质的食物，不喝隔夜茶，禁食生冷，忌暴饮暴食，尤其是老人和小孩，一定注意合理膳食，饮食有节。其次要搞好环境卫生，采取适当地措施预防蚊虫叮咬和传染性疾病的发生。另外，对于患有心脑血管疾病和肺系疾病的老年人，一定提前做好预防，防止病情加重。

5 - 适当"秋冻"抵秋凉

秋季气候特点是早晚温差较大。夏末秋春余热未了，尤其中午，仍有夏季酷热的感觉，此时不能贪凉而裸露身体。立秋到处暑，阳光还很强烈，时有秋雨绵绵，所以此时湿热并重，有"秋老虎"之称。虽然此时较夏季相比，天气趋于凉爽，但是不能马上增加衣被，所谓"未寒不忙添衣"。白露过后，天气渐凉，应适当增加衣被，"白露秋分夜，一夜凉一夜。"但是切记穿衣过多而出汗，避免津伤气泄。秋季的衣着要遵循"春捂秋冻"的原则，适当地"冻一冻"有助于增强身体的抵抗力。

6 - 收敛心绪忌悲伤

"一场秋雨一场凉"的秋季，花草树木凋谢，万物萧条的景象，难免让人心生悲凉、忧愁的情绪，尤其是老年人和多愁善感之人更是如此，那么精神、情绪的调养在秋季显得尤为重要。"悲则气消"，过度悲伤能耗散肺气，不利于"收敛肺气"，所以此时应该收神敛气，保持内心的宁静，以缓解秋季肃杀之气对精神的影响，适应秋季"荣平"的特点。可以选择登高远眺、饱览大自然的秋花烂漫与秋实盛景，或者倾听欢快的音乐，以缓解忧郁、惆怅的心情，从而心生愉悦和谐的情绪。

四、冬季之起居养生

冬三月，包括从立冬开始到大寒结束的所有节气，是一年中气候最寒冷的季节。根据《素问·四气调神大论》中的论述，冬三月是"闭藏"的季节，人体应该适应自然界的变化，将阳气收藏在体内，遵循"养藏"的原则。

1 - 早睡晚起收阳气

寒冷的冬天，草木凋零，动物冬眠，水也结冰了，大地的生机几乎消失了，阳气闭藏起来，这时候要早睡晚起，等到太阳升起来再起床。早睡可以保养人体的阳气，保持身体的温热；晚起可以保养人体的阴气。如此早睡晚起，有利于阳气的潜藏和阴精的蓄积。"肾应冬"，寒为冬季之主气，寒邪容易伤肾，故养肾防寒是冬季养生的重点，因为肾既要为维持冬季热量支出准备足够的能量，又要为来年贮存一定的能量，所以一定要增强肾功能。

2 - 调理饮食以养肾

冬季是人体进补的最佳时节，是为了来年春天的升发做好储备，所谓"冬季进补，春季打虎；冬不进补，春季受苦。"冬季进补不是乱补，而是要有一定的原则，以补阴养肾为主，滋阴潜阳、热量较高的膳食为首选，还要保障新鲜绿叶蔬菜的摄入量充足。黑色入肾，所有黑色食物是补肾的良好选择。冬季应该减少咸味食物的摄入，增加苦味食物的摄入。因咸味入肾，冬季肾气偏旺，如果摄入太多咸味则肾气更旺，肾旺容易克心，而苦味入心，故增加苦味以养心。另外，冬季饮食忌食生冷、黏硬的食物，以免损伤脾阳。

3 - 适当运动勿汗出

寒冷的冬季，需要调动阳气以温煦身体，故适当的运动必不可少。冬季的耐寒锻炼，可以增强抵抗力，像太极拳、八段锦、五禽戏等都可以选择；冬泳、跳绳等因个人情况而选择。不管那种运动，一定不能运动过度而大汗出，因为大量出汗可以损伤人体的阳气，特别是冬季需要阳气潜藏的季节，所谓"无泄皮肤，使气亟夺"，出汗后被冷风一吹，也容易感冒。冬季运动还应该避开大风、大雪、大雾等不好的天气。

4 - 防寒保暖适冷热

冬季寒风刺骨，尤其是在北方的早晚，冷得让人不愿意出门。人们适合居住在保暖性较好的屋子里，但是屋内的温度不能过高，因为温度太高动则汗出，损伤人体阳气，再出门时也容易感冒。衣着应选择保暖而不厚重者，也不要太紧，因为裹得太紧反而不利于保暖。所以说，冬季着装的选择上要遵循"无扰乎阳"的养藏原则，防寒保暖要做到恰如其分。

5 - 隐匿情志若有得

冬季万物凋零，整个大地一偏萧条的景象。此季应保持精神安静，神气内守，避免情志过激而扰动阳气，就像有个人隐私需要严守而不外泄一样，又好像获得了自己梦寐以求的东西，非常珍惜它，想把它珍藏起来一样。"恐为肾之志"，冬季应避免恐惧心理和恐惧事情的发生，以免伤肾。

第三节　起居养生之睡眠

睡眠养生，是根据阴阳变化的规律，采用合理的睡眠方法和措施，保证充足而适当的睡眠时间，以尽快恢复机体疲劳，保持充沛的精力，从而达到防病健体，延年益寿的目的。人的一生有三分之一以上时间是在睡眠中度过的，可见睡眠对身体的重要。历代医家和养生家对睡眠都很重视，有的认为"睡眠是养生的第一大补"，有的根据人体对自然界的适应规律来制定睡眠养生的原则。

一、古人睡眠十忌

睡眠养生有不少学问，要保证好的睡眠质量才能达到睡眠养生的目的。古人有一套睡眠保健经验和方法，可以归纳为"睡眠十忌"。

1 - 睡前不可饱食

如果睡前吃得太撑或过分饥饿，喝太多的水、饮料等，都会影响睡眠质量，正如《素问·逆调论》所云："胃不和则卧不安。"这是说饮食和睡眠的关系非常密切，所以要控制好进食量，不能太多，也不能太少，而且不能食后马上入睡。

2 - 睡前不可情志过极

蔡季通在《睡诀》中谈到："先睡心，后睡眼。"意思是说睡觉之前要保持心情的平静，不能大喜、大悲、大怒等；也不能胡思乱想，让思绪飞扬。只有心态平静如水，才能很快入睡。

3 - 睡卧不可言语

中医认为，肺为五脏之华盖、主气、司声音。当人躺下就寝时，肺就会收敛，如果此时不停地说话，就容易消耗肺气，这好像钟磬一样，不悬挂不能发声。另外，睡前说话也会使精神兴奋、思想活跃，从而影响入睡，导致失眠。

4 - 睡卧不可对灯

光线对睡眠质量有一定的影响，如果就寝时卧室的光线太强，开着灯入睡，那么会产生多梦、易醒的现象。正如李鹏飞在《三元参赞延寿书》中所说的"灯烛而卧，神魂不安"。著名医家陶弘景在《养生延命录》有云："凡卧讫头边勿安灯，令人六神不安。"所以，睡觉前一定先把灯关掉；如果是午睡，最好也要拉上窗帘让光线暗下来。诚如《老老恒言》所说："就寝即熄灯，目不外眩，则神守其舍。"

5 - 卧处不可当风

中医认为"风为百病之长"，风具有善行而数变的致病特点，常与其他外感六淫合邪而伤人。当人进入睡眠状态后，机体的抵抗力降低，风邪更容易乘虚而入。所以不管是开窗睡觉，还是吹着电扇、空调，对身体都是有害的。《养生延命录》云："醉卧不可当风，亦不可用扇，皆损人。"入睡时不小心中了风邪，会导致面瘫、半身不遂，颈肩腰腿痛等。所以睡觉一定不好在风口的位置。

6 - 卧时不可头对火炉

宋代养生家温革在《琐碎录》说："卧处不可以首近火，恐伤脑。"这是说睡眠质量与温度的关系。如果睡觉时靠近暖气或者火炉太近，那么头部的温度就比较高，容易造成头晕脑胀，从而影响睡眠质量。另外，头部温度过高，还会导致口干、咽干、头疼等症状。现代中医有"头要凉，脚要热"的说法，所以睡觉时不要使头部周围的温度太高。

7 – 睡时不可张口

孙思邈有云："夜卧常习闭口。"这是保持元气的最好方法。如果睡觉时张口，许多致病菌会从口中进入身体而致病，所谓"病从口入"。张口睡觉还容易使肺脏遭受冷空气、灰尘等的刺激，发生咳嗽等；使胃口受凉，导致胃痛。所以，要练习入睡之后用鼻子呼吸，而不要张口呼吸，不然"开口即失气，且邪恶从口入，久而成消渴及失血色。"

8 – 睡时不可掩面

寒冷的冬夜，有的人喜欢把被子盖在头上，以为这样更暖和一些，殊不知以被覆面，使人呼吸困难，而且吸入自己呼出的大量的二氧化碳，对于身体健康极为不利。唐代孙思邈有"冬夜勿覆头，得长寿"的论述，古代的"三叟歌"中有"下叟前致词，夜卧不覆首"的说法，可见蒙头睡觉对身体的危害之大。

9 – 睡时不可仰卧

睡眠姿势对睡眠质量也有一定的影响。古代和现代的养生学家都认为睡眠的最佳卧姿是右侧卧，微曲双腿；而仰卧则被称为"僵尸卧"，是睡眠姿势不可取的，就像孔子在《论语》中所说："寝不尸。"《道藏·混元经》有关于"仰面伸足睡，恐失精，故宜侧曲"的说法，可见，仰卧则易造成噩梦，失精和打鼾。

10 – 睡前忌大量饮水等

睡前如果饮水过多，则起夜次数会增多，从而影响睡眠质量。晚上喝大量的水，会影响脾的运化功能，日久会造成水湿内停。另外，睡前也不要喝浓茶、咖啡等饮料，以免使大脑过度兴奋而无法入睡。

二、睡眠的方位

我国古代养生家认为睡眠的方位与健康有着密切的关系，并根据天人相应理论等总结出关于睡眠卧向的不同观点，现代也有研究者在古人研究的基础上提出自己的见解。

1 - 按季节四向卧

一些养生家根据中医藏象学说提出"应四时所旺之气而卧"的主张，即四季分别对应四方，春季睡觉时应该头朝东，因为春气旺于东而"肝应春"，所以头朝东可以养肝气。夏季睡觉应该头朝南，因为夏气旺于南而"心应夏"，所以头朝南可以养心气。秋季睡觉应该头朝西，因为秋气旺于西而"肺应秋"，所以头朝西可以养肺气。冬季睡觉应该头朝北，因为冬气旺于北而"肾应冬"，所以头朝北可以养肾气。

2 - 顺生发之气而东向卧

一些养生家主张睡觉时头朝东，不因季节更替而改变。《礼记·玉藻》有相关论述："寝恒东首，谓顺生气而卧也。"《老老恒言》尊崇上述观点，认为头为诸阳之会，为气血升发所向，而东方主春，能够升发万物之气，所以头朝东睡可以顺应天地生发之气。

3 - 春夏向东而卧，秋冬向西而卧

一些养生家根据《黄帝内经》"春夏养阳，秋冬养阴"的原则，认为春夏睡觉时应头朝东，秋冬睡觉时应头朝西。如孙思邈的《备急千金要方·道林养性》："凡人卧，春夏向东，秋冬向西。"《保生要录》也有："凡卧，自立春后至立秋前，欲东其首；自立秋之后至立春前，欲西其首。"盖东方属阳主升，而春夏宜养阳，头朝东睡有利于阳气的升发；西方属阴主降，而秋冬宜养阴，头朝西睡有利于阴气的潜藏。

4 - 忌北向卧

道教对于睡眠的方位非常重视，主张头不能朝北睡的观点。认为头为诸阳之会，而北方属水为坎，为阴中之至阴，主冬主寒，夜间阴气比较重，如果头朝北睡就会损伤人体的阳气而致病。如《太清道林摄生论》中说："丈夫头勿北卧。"《至言总》云："凡人不得北首而卧。"《老老恒言·安寝》也云："首勿北卧，谓避阴气。"

5 - 男子北向而卧，女子东向而卧

现代养生家认为以上古人的见解各有偏颇，而认为养生的根本目的是保持气

血通畅，使阴阳处于动态平衡的和谐状态，男女各有其生理特点，所以应该区别对待。其根据《女科百问》之"男子以精为本，女子以血为源。"和《普济本事方》之："盖男子以精为主，妇人以血为主。"的理论，结合中医学理论之北方与肾的对应关系以及东方与肝的对应关系，提出男子应北方而卧，以固精养肾；女子应东向而卧，以养血调肝。

6 - 顺应磁场东、西向而卧

有人通过人体生物磁场和地球磁场的关系来研究睡眠的方位问题，认为人体磁场应该与地球的大磁场相吻合，才能保证睡眠的质量；如果二者不相吻合，就会导致人体产生不适或病变。因地球磁力线方向是从南向北，如果头朝北睡的话，人体的脑电波容易受地球磁场的影响，而出现头晕目眩、精神恍惚等；如果头朝东或朝西睡的话，受的干扰比较小。

方位在中国的传统文化中是一个非常有特色的符号，它直接与五行相配属，并从中衍生出许多规则。以上关于睡眠方位的观点各执己见，但在实际生活中，受房屋朝向和家居布局的影响，而存在一定的局限性，我们不必教条地受这些理论的影响而焦虑，而应做到"怎么舒服怎么睡"。

三、睡眠姿势

人入睡后的姿势可谓千姿百态，但归纳起来，比较典型的无非三种：侧卧（右侧卧、左侧卧）、仰卧和俯卧。

1 - 古人眼中的最佳睡姿

古代养生大家都认为侧卧是对身体最有利的睡姿，尤其是右侧卧。孔子在《论语》中说："睡不厌屈，觉不厌伸"，告诉我们睡觉时蜷曲着身体侧卧比较好。《至言总》强调了侧卧比仰卧好："卧欲屈膝侧卧不欲如尸慎之"。《备急千金要方·道林养性》也有关于侧卧比仰卧好的论述："屈膝侧卧，益人气力，胜正偃。"《老老恒言》认为采用右侧卧的睡姿有利于脾胃的运化，"如食后必欲卧，宜右侧以舒脾气。"古人不提倡仰卧，甚至被称为"僵尸卧"，参考前文"古人睡眠十忌"中的论述。

2 - 现代人眼中的最佳睡姿

现代医学关于睡姿也有一定的研究，认为采取仰卧、右侧卧、左侧卧睡姿的比较多，且各有利弊，而采取俯卧睡姿的人比较少，但这种睡姿也有它的优点。

采取仰卧者为数最多，其优点是：人体内脏不受压迫；肺吸入的氧气多，有利于新陈代谢；大脑供血比较充足；血流速度较快，不易发生血栓。右侧卧的优点是：不会压迫心脏，减轻心脏负担；有利于脾的运化，食物的消化和吸收；有利于全体肌肉、组织器官的放松；双手不会放在胸口而影响心脏跳动。左侧卧的优点是：有利于肌肉、组织器官放松；肺吸入氧气较多，不会增加心脏负担；双手不会放在胸口而影响心脏跳动。俯卧的优点：有利于口中异物的排出；有安全感；有利于腰椎病的恢复。

四、睡眠时间

1 - 四季之睡眠时间

根据古人关于起居顺应四时的原则（详见本章第二节 四季起居养生），睡眠的时间也应该根据四季阴阳消长的变化而变化。春季应该晚睡早起，以利于阳气的升发；夏季应该晚睡早起，以利于阳气的生长；秋季应该早睡早起，以利于阳消阴长；冬季应该早睡晚起，以利于阴气的潜藏。

2 - 一日之睡眠时间

古代养生家认为早上起床的时间不能早于鸡叫，但是也不能晚于日出，所谓"日出而作，日落而息。"而且非常重视"子午觉"，最晚要在 11 点入睡，保证夜间 11 点～1 点的睡眠；中午 11 点～1 点的午睡也很重要，即使不能保证正式午睡，也最好闭目养神或者打个瞌睡。

3 - 不同体质人的睡眠时间

个体所需睡眠时间的长短跟体质差异有关，气虚质、阳虚质的人形体偏胖，所需睡眠时间长一些；阴虚质的人形体偏瘦，所需睡眠时间短一些。早在《黄帝内经》就有相关论述："……肠胃大则卫气留久，皮肤湿则分肉不解，其行迟，留于阴也久。其气不精则欲瞑，故多卧矣。""其肠胃小，皮肤滑以缓，分肉解利，卫气之留于阳也久，故少瞑焉"。

4 - 不同年龄人的睡眠时间

婴儿的睡眠时间最长，20 个小时左右；其次是学龄前儿童，13 个小时左右；随着年龄的增长，睡眠时间逐渐缩短，成人睡眠时间一般 8 个小时左右为宜，睡的太长或者太短，对身体健康都不利。睡眠时间过长会出现头晕脑胀、全身乏力，精神不振等症状，即中医所谓"久卧伤气"；睡眠时间过短，则会伤心耗神，出现精神不集中、记忆力减退、抵抗力降低等症状。而老年人的失眠较青壮年时间短，而且入睡困难，还可能会失眠。即使睡着了夜里也容易醒来，这是因为"老者之气血衰，其肌肉枯，气道涩，五脏之气相搏，其营气衰少而卫气内伐，故昼不精，夜不瞑。"（《灵枢·营卫生会》）

五、寝具的选择

1 - 床的位置、高低与软硬

（1）位置合理

古代养生家对于床的摆放位置有比较严格的要求，认为床的位置对睡眠有一定的影响。比较公认的摆放位置是：放在屋子三面有墙的位置，认为这样可以藏风聚气，有助于睡眠。如果床的位置不能两面靠墙，那么也不能靠近门窗，实在因受房间大小、格局的限制做不到时，也要在靠近门窗的位置加上屏风，避免风寒之气的侵袭。床头千万不能在窗口的位置，因为窗口的光线比较充足，对睡眠也有一定的影响；且风寒之邪也容易在人睡眠的状态下乘虚而入，不利于身体的健康。古代养生家不建议把床摆放在房子中间的位置，因为三面悬空睡觉时无安全感，直接影响睡眠的质量。有的古代养生家认为床的位置可以随着季节变化而改变：冬天比较寒冷，适合把床放在避风、保暖比较好的位置；夏天比较炎热，适合把床放在阴凉、通风散热较好的位置。

（2）高低适当

床不能太高，尤其是老年人的床，要稍低一些，便于上下床方便，正如《老老恒言·床》所记载："床低则卧起俱便。"但是也不能过低，因为太低的话容易受风湿之气的侵袭，特别是有颈肩腰腿痛的人更不适合。如果觉得床太低，可以加上厚一点的床垫，《老老恒言·床》中："如砖地安床，恐有地风暗吹，及湿气上透，须办床垫。"

（3）软硬适度

床的软硬要适度。床太硬，缺乏对身体的缓冲力，睡眠时会不自觉地辗转反侧，容易做梦，影响睡眠质量，醒后也容易浑身无力、酸软疼痛，疲劳难以消除。床太软，对脊柱不利，容易造成腰部劳损，尤其不适合青少年和老年人。青少年骨骼发育不全，睡软床会影响脊柱的发育。老年人大都骨质疏松，腰酸腿疼常有发生，睡软床会加重这些症状；而且翻身也不方便，会觉得身体更累。

2 - 被褥的厚薄与材质

（1）被子的厚薄与材质

被子对于睡眠的作用也不容忽视。被子的厚薄以身体感觉不冷不热为度，以季节的变化而选用不同薄厚的被子。《老老恒言·被》强调被子的作用是"使暖气不散"，就是说被子必须起到保暖的作用，因为夜间阳气藏于内，卫外作用降低，身体自我温煦功能下降，容易遭受风寒之邪的侵袭，需要靠被子来保暖。而且被子不能太小太窄，否则翻身时容易将部分身体裸露出来而着凉；宽大的被子会让身体在睡眠的状态下比较舒适，便于翻身，有助于睡眠。诚如《老老恒言·被》所说："被取暖气不漏，故必阔大，使两边可折。"

另外，被子要轻柔，不能太厚重。厚重的被子不一定保暖好，还不利于机体气血的流畅；而轻柔的被子，如蚕丝被、羽绒被、丝绵被不会对身体造成压力，而且保暖效果比较好，有助于睡眠。

（2）褥子的厚薄与材质

褥子的选择同样有讲究。人体不适合直接睡在床垫子上，而是要在床垫子上加一床褥子。褥子要有一定的厚度，并且要温暖舒适，选择亲肤的布料，内容物为棉花。古人有选择用毡子或者其他具有保暖收湿作用之物做褥子，认为这种褥子比较适合老年人或者有风湿之人。不管是棉絮的褥子，还是毡子褥子，都要经常在阳光下晒一晒，一是紫外线可以杀菌消毒；二是可以祛除湿气，让棉花恢复柔软和弹性，睡上去更舒服；还可以消除积落在褥子上的皮屑、油脂及汗味等，有焕然一新的作用。

3 - 枕头的高低、软硬与填充物

（1）高低合适

要想睡个安眠觉，必须有一个好枕头。枕头的高低对于睡眠质量有很大的影响。古语有"高枕无忧"，真的如此吗？答案是否定的。枕头太高对颈椎最为不利。正常状态下，人体整个脊椎保持着一定的生理弯曲，如果枕头太高，不适合颈曲，那么颈椎、胸椎、腰椎不在一个平面上，时间久了，颈椎病就会发生了。同样，枕头也不能过低，否则会造成头晕、眼睑浮肿等。《老老恒言》有云："高下尺寸，令侧卧恰与肩平，即仰卧亦觉安舒。"告诉我们枕头的高低标准测量的一个原则，就是当侧卧的时候，头与肩部平齐，这样才能保证整个脊柱在同一水平面上，不会导致脊柱侧弯。

（2）软硬适度

枕头的舒适度跟硬度有很大关系。太软的枕头加大了头部与枕头之间的接触面积，这样脑部血流因为受压迫而不畅，从而降低睡眠质量，睡时容易被惊醒。太硬的枕头会让头部感觉不适，因为头部与枕头之间的接触面积太小，在睡眠的状态下，就会有意识地收缩颈部的肌肉，从而使肌肉紧张，得不到很好的休息，如果正好不小心着凉的话，还容易导致落枕。

另外，枕头要有一定的长度，不能太短，必须保证两侧翻身时头不会掉下了来。《老老恒言·枕》中有相关论述："老年独寝，亦需长枕，则反侧不滞于一处。"可见，老年人用的枕头更应该长一些。

（3）枕头的填充物

枕头的填充物关系到大脑的健康，所以非常重要。现代人常用的枕头填充物有荞麦皮、稻谷壳、记忆棉、乳胶、羽绒、人造纤维等。究竟哪种枕头好，要因人而异。舒适的枕头必须保证人躺下时头与枕头紧密结合，正好适合颈椎的生理弯曲，有助于睡眠。荞麦皮枕头软硬适度，是大多数人的首选，因其可以让头随意塑形又起到一定的支撑作用。近年来市场上流行的记忆棉枕头也受一部分人青睐，尤其是颈椎不好的上班族。记忆棉具有有黏弹性，能够很好地固定头部不让其滑落，减少了落枕的可能性。

在大健康的年代，人们更加关注预防保健产品，药枕便有了市场，像薰衣草枕、菊花枕、决明子枕等比较常见。其实古代养生家和道家早已有睡药枕的传统。头部的经络和穴位比较多，将药物加入枕头填充物中，利用睡眠时头部的温度将药物的有效成分散发出来，通过头部的经络和穴位，渗透到全身，达到一定的预防保健甚至治病的效果。晋代葛洪在其著作《肘后备急方》中记载了决明子枕头的作用："决明子作枕，胜黑豆。治头风，明目也。"明代李时珍在《本草纲目》中记载了绿豆枕的治病作用："绿豆甘寒无毒，作枕明目，治头风头号痛。"

一般而言，无病之人对枕头填充物的选择比较随意，可以根据自己的喜好，在不影响睡眠和颈椎的前提下，任意选择。对于亚健康或者患病之人，可以选择药枕，或者自己在荞麦皮里加入对症的药物。例如，高血压病人可以选择菊花枕、决明子枕；失眠者可以选择薰衣草枕，或者加入安神作用的药物；患有头痛者，可以在枕芯中加入川芎、白芷、丹皮等祛风解表、清热凉血、活血散瘀的药物。

六、睡前注意事项

睡眠对于身体的重要性大家已经知晓，那么为了保证良好的睡眠质量，除了上述注意事项外，还应该对"睡前注意事项"有所了解。养生家认为，保证睡眠质量、避免失眠的措施，除了服药之外，睡前的一些准备工作也是非常重要的。前文"古人睡眠十忌"中谈到了睡觉前不适合做的事情，现在就来谈一下睡前应该做的事情。

1·睡前温水浴足

中医认为足部有很多穴位，通过刺激穴位可以起到养生保健的作用。历代养生家认为睡前用温热水泡脚可以强身健体、延年益寿。在泡脚的时候，可以自己做穴位按摩，有助于促进血液循环，缓解周身疲劳，改善睡眠质量。也可以根据身体情况加入一些药物，即现在比较流行的足浴，起到一定的保健及治疗作用。

2·睡前平和心态

睡前最好能做到心静如水，保持心绪的平和。采用一定的手段放松心情，让白天工作紧张的状态得到缓解，不管白天有什么烦心事，睡前都要学会放下，做到心无旁骛，"先睡心，后睡眼"就是这意思。睡前想一些快乐的事情、传达正能量的事情；消除不良的情绪，让自己在愉悦中入睡。

3·睡前适当运动

睡前可以做一下简单而动作轻柔的健身运动，比如瑜伽、散步、力度不大的健身操等，这些运动可以使身体微微汗出，不仅活动了筋骨，还促进血液的运行，对安眠有益。运动时一定要控制好时间和力度，根据身体情况量力而行，不跟别人攀比谁坚持的时间长，达到健身即可。

4 - 睡前倾听音乐

音乐有着奇特的作用，有些音乐能助人安眠。中医早有"五音疗疾"的记载，睡前倾听旋律轻柔的音乐有助于睡眠，缓解焦虑、抑郁、愤怒等不良情绪。例如安眠曲、小夜曲、古典音乐等，在安静的状态下倾听，更能促进全身气机下降，促进睡眠状态。边听瑜伽音乐边冥想，也会起到良好的全身放松而助眠的效果。

5 - 睡前清净环境

对于有睡眠障碍的人，居室及周围的环境对睡眠的影响也不容忽视。首先，居住地不应该选择在闹市区、临街的地方；其次，卧室要保持安静而舒适，温度和湿度都要适宜。再次，要保持卧室的整洁。杂乱无章的卧室会让人产生心烦等不良情绪；而整洁有序的卧室，能让人心情舒畅，有助于睡眠。另外，一定注意卧室的光线，最好选择橘色或黄色柔和的暖色灯光，睡前调低光线的亮度，上床后关灯，养成一个良好的睡眠习惯。

七、起居养生歌

起居养生歌

欲求健康乐逍遥，起居养生有诀窍；
黎明即起庭院扫，散步慢跑做做操；
踢腿甩臂太极拳，何必苦把仙方找；
定时大便莫憋尿，二便通畅疾病少；
一日三餐要定时，饮食有节勿过饱；
素食为主少荤肉，平衡膳食寿自高；
少量饮酒烟戒掉，防病防毒防感冒；
远眺眨眼做眼操，不要躺着看书报；
增减衣服随气候，被褥常晒勤洗澡；
春暖不要忙减衣，秋凉勿早增衣帽；
作息有序不熬夜，养生睡好子午觉；
工作娱乐要调理，疲劳过度精气耗；
安闲好逸气血滞，体弱多病易早夭；
居室洁净勤通风，空气新鲜病不扰。

主要参考文献：

[1] 宋婷,沈红艺,倪红梅,等.健康的词源学考释[J].中华中医药学刊,2014,33(6)：1299-1301.

[2] 周易全书[M].哈尔滨：北方文艺出版社,2007.

[3] 黄帝内经[M].北京：科学技术文献出版社,2005.

[4] 景岳全书译注[M].北京：中国人民大学出版社,2010.

[5] 王文丽,周明洁,王力,等.亚健康的概念、特点及与慢性疲劳综合征的关系[J].中华行为医学与脑科学杂志,2010,19(1)：91-93.

[6] 于春泉,张伯礼,马寰.亚健康状态主要类型及流行病学调查现状[J].天津中医药大学学报,2005,22(2)：91-93.

[7] 高利.黄帝内经与现代养生保健[M].北京：民主与建设出版社,2007.

[8] 徐焱.庄子的养生观[J].兰台世界.2007,22(4)：61-62.

[9] 马翠莲.孔子"仁者寿"道德养生思想及其价值[J].齐齐哈尔大学学报(哲学社会科学版),2014,43(6)：5-8.

[10] 李云海,张雪荣.也谈《金匮要略》的养生思想[J].中医药学刊,2005,23(12)：2257 -2258.

[11] 王庆其,李孝刚.裘沛然先生谈中华文化与养生之道[J].上海中医药杂志,2007,41(9)：1-3.

[12] 毛嘉陵.朱春良健康长寿5秘诀[J].健康生活,2008,(8)：66.

[13] 邓铁涛,白家祯,曾一玲.八段锦—邓铁涛健康长寿之道[M].广州：广东科技出版社,2005：3.

[14] 张小菊.情志致病与调神养生[J].医学信息,2014,28(12)：523-524.

[15] 王琦.中医体质学[M].北京：人民卫生出版社,2005.

[16] 王琦.九种基本中医体质类型的分类及其诊断表述依据[J].北京中医药大学学报,2005,8(4)：1-8.

[17] 国家体育总局健身气功管理中心,国家体育总局.健身气功·五禽戏[M].外文出版社,2008.

[18] 国家体育总局健身气功管理中心.健身气功·易筋经[M].人民体育出版社,2003.

[19] 国家体委总局.二十四式太极拳(太极拳普及系列丛书)[M].人民体育出版社,2008.

[20] 国家体育总局健身气功管理中心.健身气功·八段锦[J].2003.

[21] 赵芳.瑜伽[M].合肥：安徽师范大学出版社,2010.

[22] 赵艳霞.散步是最好的药[M].长春：吉林科学技术出版社,2009.

[23] 托尔斯腾,达尔加茨,勇民,等.慢跑：最佳的健身选择[M].北京：北京体育大学出版社,2009.

[24] 王慧丽. 游泳健身法 [M]. 北京：北京体育大学出版社，2003.

[25] 《手部反射疗法与望手诊病》编写组. 手部反射疗法与望手诊病 [M]. 沈阳： 辽宁科学科技出版社，2009.

[26] 闫雪，王琦，刘铜华. 浅析中国古代睡眠养生术 [J]. 中华中医药杂志，2010，25(12)：2082-2084

[27] 李金，叶明花，秦晓剑，等. 老年人睡眠养生浅析 [J]. 江西中医药，2017，48(416)：12-14.

[28] 陈俊杰，刘佳鑫，薛小虎. 浅谈睡眠卧向养生 [J]. 江西中医药，2016，47(399)：25-26.

[29] 梁兆松. 起居养生歌. 《养生大世界：A版》，2009，8(5)：59.